# Minimalismus

Mit Leichtigkeit zu mehr Ordnung, Glück und Zufriedenheit in Deinem Leben

Über 101 Tipps, Bonusteil und Leitfaden

**von Julia Schmiedel**

1. Auflage

ISBN: 9781790618613

# Inhalt

# Einleitung

Wusstest Du, dass vor ungefähr hundert Jahren der Durchschnittsbürger in Deutschland rund 1.000 Gegenstände besaß und heute jeder Deutsche circa 10.000 Dinge im Schnitt besitzt!?

Besitz belastet und ist nicht nur materieller, physischer Natur. Nicht wenige Menschen fühlen sich von ihrem immateriellen, psychischen Ballast erdrückt. Minimalismus hilft, denn Minimalismus umfasst mehr, als Du vielleicht vermutest.

In diesem Buch beleuchte ich verschiedenste Bereiche, auf welche Du Minimalismus beziehen kannst. Ob Du Anfänger bist und Dich gerade erst mit dem Thema Minimalismus auseinandersetzt oder Du schon damit vertraut bist – das Buch wird Dir sicher einige neue Erkenntnisse bringen.

Um Deine materiellen Besitztümer auszusortieren sind verschiedene Methoden beschrieben, welche Du dazu nutzen kannst. Oder Du entwickelst Dein ganz eigenes, individuelles System. Minimalismus kann rein auf das materielle Minimalisieren ausgerichtet sein, doch dieses Buch geht tiefer.

Umfassend widme ich mich dem Thema, was selbst erfahrenen Minimalisten nicht so leichtfällt: Minimalismus und zwischenmenschliche Beziehungen. Auf die Fragen „Warum, welche und wie?“ gebe ich Dir Antworten.

Hast Du schon einmal etwas vom digitalen Minimalismus gehört?

Im sogenannten „digitalen Zeitalter“ ist durch die ständige Erreichbarkeit, Ablenkung rund um die Uhr und immer neue Geräte mit schier unglaublichen Funktionen die digitale Belastung hoch. Was genau das bedeutet und was es für Auswirkungen auf Dein Leben hat, beantworte ich. In meinem klaren Leitfaden findest Du außerdem effiziente Ratschläge, wie Du Dich digital minimalisieren kannst.

Das Treffen von Entscheidungen steht beim Minimalisieren täglich an. Manchmal kann das sehr schwer und auch belastend sein, weswegen ich verschiedene Vorgehensweisen zur Entscheidungsfindung im Bonusteil des Buches aufzeige.

Weiter erfährst Du von mir, wie Du Dein Verhalten und Deine Gewohnheiten hinterfragst, für Dich Negatives aussortierst bzw. transformierst und ich gebe Dir Anleitungen, praktische Tipps und Tricks, die Dir dabei helfen, minimalistisch zu leben. Du wirst mehr zu Dir selbst finden, Deinem Lebenssinn und Deiner Lebensfreude – und das langfristig! Denn das ist es schließlich, was Minimalismus ausmacht: Mehr Glück und Zufriedenheit in Deinem Leben.

Minimalismus – für manche Menschen bedeutet es, ihren persönlichen Besitz zu reduzieren, für andere ist es eine komplette Lebensumwandlung. Für was Du Dich auch entscheidest, dieses Buch wird Dir definitiv von Nutzen sein und Dich weiterbringen! Dessen bin ich mir sicher.

Starte jetzt in Dein minimalistisches Leben und erlange Glück und Zufriedenheit!

Viel Spaß beim Lesen!

Julia Schmiedel

# Was ist Minimalismus?

Minimalismus bezeichnet grundsätzlich einen Lebensstil. Manche sagen auch, dass es nur ein „Trend“ sei. Doch durch ein minimalistisches Leben finden viele Menschen zu mehr Zufriedenheit – und möchte man diese dann wirklich wieder missen? Ich denke, dass Minimalismus ein wichtiger Bestandteil des Lebens werden kann – auch Deines Lebens!

*Minimalismus schafft Raum für Wesentliches.*

Bei diesem Lebensstil geht es darum, Deinen Fokus auf wirklich wichtige, sinnvolle Dinge zu lenken und Dein Leben so auszurichten, dass Du Dich wohl fühlst. Dadurch, dass Menschen unterschiedliche Vorstellungen und Werte haben, lebt auch jeder Minimalismus verschieden. Regeln gibt es dabei keine, außer: Alles, was Du in Deinem Leben behältst, nutzt Du oder bringt Dir Freude. Dinge und Glaubenssätze, die Dich aufhalten, belasten, stressen, bremsen oder Dir Zeit rauben, lässt Du los. So hat Minimalismus viel mit Loslassen zu tun. Als kurzes Beispiel zu belastenden Denkweisen will ich Dir hier das Streben nach einem höheren Status im Berufsleben nennen in Verbindung mit einem

Mehrverdienst, auf den Du allerdings gar nicht angewiesen bist. Du quälst Dich mit Überstunden, der Job erfüllt Dich keineswegs und das drückt sich auch in Deiner gesundheitlichen Verfassung aus. Lass dieses Streben nach äußeren Ansehen los und konzentriere Dich lieber auf das, was Du wirklich willst. Lebe minimalistisch, verteile Deine Zeit, Aufmerksamkeit und Dein Geld nach Deinen individuellen Werten und hab so Dein Leben im Griff.

Minimalismus im Sinn der Lebenseinstellung ist nicht von heute auf morgen realisierbar und es gibt dabei kein Ziel. Es ist (D)ein persönlicher, einzigartiger Weg zu mehr Zeit, Ruhe, Freiheit, Leichtigkeit, Klarheit, Glück, Lebensfreude und Bedeutung in Deinem Leben.

# Warum minimalistisch leben? – Die Vorteile

Vielleicht fragst Du Dich, weshalb Du Dich überhaupt für Minimalismus interessieren solltest. Warum solltest Du minimalistisch leben? Was sind denn die Vorteile von diesem Lebensstil?

Durch Minimalismus lässt Du nicht nur bewusste Belastungen los, sondern Du wirst Dich auch von unbewussten Ballast befreien. Ein völlig neues Lebensgefühl wird sich einstellen und das Erreichen von Zielsetzungen geschieht schneller und effektiver, da Du Dich mit diesem Lebensstil von daran hinderlichen Dingen befreist. Je mehr Du minimalistisch lebst, umso mehr gelangst Du zu Einfachheit, Selbstbestimmung, Klarheit und letztlich zu Zufriedenheit.

Im Folgenden sind einige direkte Vorteile eines minimalistischen Lebens kurz erklärt.

## Mit Minimalismus Geld sparen

Mit einem minimalistischen Lebensstil gibst Du weniger Geld aus, denn je weniger Du kaufst, desto mehr bleibt auf Deinem Konto. Das geschieht dadurch, weil Du Dein Konsumverhalten hinterfragst und mit Bedacht kaufst. Du achtest auf den Wert, die Qualität und den Sinn der Sache. Zudem dringt Werbung nicht mehr so leicht zu Dir durch und für die Kaufentscheidung nimmst Du Dir Zeit. All das hat zur Folge, dass Du Geld sparst. Zusätzlich kann es für Dich vielleicht hilfreich sein, ein Haushaltsbuch zu führen.

## Minimalismus schafft (mehr) Platz

Minimalismus bedeutet unter anderem auch, dass Du Dich von materiellen Dingen trennst und bewusst auf ständiges Konsumieren und Ansammeln verzichtest. Es entsteht mehr Platz, Du hast weniger zu putzen und Räume können aufgeräumt und ohne unnötigen Ballast befreiend wirken. Lasse freie Flächen oder setze dezente Dekoration ein, denn das ist beruhigend. So schaffst Du Dir ein Zuhause, das Dich beim ersten Schritt über die Türschwelle glücklich stimmt.

Teilweise kann sogar ein Umzug in eine kleinere Wohnung möglich werden (oder auch helfen, sich zu minimalisieren), wodurch Du weiter Geld und auch Zeit sparst.

## Mit Minimalismus Zeit sparen

Mit Minimalismus kannst Du Zeit sparen, da Du unnötige sogenannte „Zeitfresser" aus Deinem Leben streichst.

Besitz verpflichtet, nimmt Platz, Geld und Zeit: Zunächst recherchierst Du, suchst aus, überlegst, dann folgt der Kauf mit Geld, welches Du erst verdienen musst. Du transportierst den Gegenstand nun nach Hause bzw. organisierst Du den Transport, benutzt das Teil (oder auch nicht) und musst es gegebenenfalls pflegen. Reparaturen, Entsorgung oder das komplette Ersetzen der Sache(n) folgen. All das nimmt viel Zeit in Anspruch, Deine Lebenszeit. Weitere Zeitfresser kannst Du beim Reflektieren Deines eigenen Verhaltens erkennen, beispielsweise beim Thema Medienkonsum, wie Smartphone, Tablet, Fernsehen, DVDs, Filme, Musik, Zeitung,

Zeitschriften und Ähnliches. Eine geringere, bewusste Nutzung fühlt sich besser an, als eine passive Berieselung und bringt einen deutlichen Zeitgewinn mit sich. Auch das Verzichten auf für Dich Negativ-Beziehungen bringt Zeit mit sich. Und auch die eventuelle Verkürzung der Arbeitszeit, die Du durch geringere Ausgaben, mehr Sparsamkeit, aber auch effektiveres Arbeiten erreichen kannst, sei hier mit erwähnt. So hast Du mehr Zeit für die wirklich wichtigen Dinge in Deinem Leben (Familie, Freunde, Gesundheit, Entspannung, freie Zeit, Deine Begeisterungen, ...).

## Mit Minimalismus zur Gesundheit

Du fragst Dich jetzt vielleicht, was Gesundheit mit Minimalismus zu tun hat. Ziemlich viel! Gesundheit ist wichtig für ein glückliches, zufriedenes Leben und ein minimalistischer Lebensstil macht es Dir leichter, gesund zu bleiben. Zum einen findest Du zu mehr Einfachheit, was dazu führt, dass Schnelllebigkeit und Überreizung ausbleiben und so Erkrankungen, wie Konzentrationsschwierigkeiten, Schlaflosigkeit, Tinnitus, chronisches Erschöpfungssyndrom, Burnout und Depressionen vorgebeugt werden. Zum anderen kannst Du einen

Teil Deiner „neuen“ freien Zeit für Dinge nutzen, die Dir guttun, zum Beispiel Sport treiben, lesen, meditieren, spazieren gehen und täglich frisch Kochen. Wende den Blick hierbei auch auf die Qualität Deiner Lebensmittel, denn hochwertige Nahrung ist wichtig für Deine physische, als auch psychische Gesundheit und lassen sich im Minimalismus wiederfinden. Schließlich heißt es da „Qualität vor Quantität“.

## Minimalismus macht Dich glücklich

Materialismus und damit einhergehendes ständiges Konsumieren ist ein Zeichen der inneren Leere und der Unzufriedenheit. Im ersten Moment nach einem Kauf einer scheinbar tollen Sache, verspürst Du ein positives Gefühl. Allerdings hält das nicht lang an (maximal drei Monate) und es kann sogar eine (Kauf-) Abhängigkeit entstehen. Bei einem minimalistischen Lebensstil liegt der Fokus auf das Wesentliche im Leben, wie zum Beispiel auf erfüllende zwischenmenschliche Beziehungen, die Natur, Gesundheit und eigene Begeisterungen. Lebst Du diese individuellen wichtigen Dinge, baust Du Stress und Druck ab und zusätzlich rückt das Materielle beiseite. So führt das minimalistisches Leben zu psychischer Gesundheit, Zufriedenheit und damit einhergehend auch zu einem glücklichen Leben.

## Minimalismus macht Dich frei

Durchs Minimalisieren erleichtert sich Dein Leben. Du wirst mutiger und gewinnst mehr Selbstbewusstsein, Selbstwert und damit Sicherheit. Du wirst erkennen, dass materielle Dinge ersetzbar sind, wirst diese loslassen, auf unnötige Aufgaben verzichten, weniger Verpflichtungen eingehen und Dich von negativen Beziehungen lösen. Dies bringt Freiheit und Unabhängigkeit mit sich.

## Minimalismus macht Dich klar

Durch das minimalistische Leben wirst Du Dir klar darüber, was Dir wirklich wichtig ist. Du setzt Dich mit Dir selbst auseinander und beginnst, Dich zu Fokussieren. Dies wird Dir in all Deinen Lebensbereichen von großem Nutzen sein und Deine Lebensqualität erhöhen.

## Minimalismus macht Dich achtsam

Als Vorteil will ich hier auch die Achtsamkeit erwähnen. Minimalismus bringt Dich zum achtsamen Leben. Was bedeutet das? Achtsamkeit ist eine besondere Form der Aufmerksamkeit. Durch eine klare Wahrnehmung, die Du durchs minimalistische Leben erlangen kannst, wird Dir bewusst, dass Dein Empfinden von Lebensfreude, Zufriedenheit und Glück nicht von äußeren Bedingungen abhängig ist. Somit hilft Dir Achtsamkeit auch in schwierigen Lebenssituationen.

Bewusstes Üben von Aufmerksamkeit kannst Du in alltäglichen Momenten, zum Beispiel beim Essen (nimm die Nahrung ruhig auf und achte dabei auf Geruch, Geschmack, Konsistenz, etc.), unterwegs (schau aus dem Fenster, beobachte Deine Umgebung genau) und beim Duschen (nimm Dir Zeit, achte auf Deine Gefühle, Deine Wahrnehmung). Dabei ist wichtig, dass Du Dich nur auf eine Sache konzentrierst.

## Als Minimalist schonst Du die Umwelt

Der bewusste Verzicht schont die Umwelt, denn egal, was hergestellt wird, immer werden Ressourcen und Energie verbraucht und teilweise entstehen dabei sogar schädliche Stoffe. Selbst bei sinnvollen Ökoprodukten gibt es noch eine nachhaltigere Alternative: Darauf zu verzichten. Konsumiere minimalistisch, kaufe nur, was Du wirklich brauchst und lieber Gebraucht- statt Neuware und Du tust Deiner Umwelt Gutes. Ist Dir der Neukauf wichtig, so kaufe hochwertige Produkte (siehe entsprechende Siegel). Achtest Du auf die Qualität Deiner Lebensmittel, schützt Du die Erde, auf der Du lebst zusätzlich. Auch nachhaltiges Minimalisieren des eigenen Besitzes, wie weiter hinten in diesem Buch beschrieben, ist ressourcenschonend und tut der Umwelt gut. Schließlich macht Dich ein Leben im Einklang mit der Natur glücklich!

# Gibt es Nachteile des Minimalismus?

Nach den vielen Vorteilen, kommt natürlich auch die Frage nach den Nachteilen auf. Minimalismus bringt nicht nur Vorteile mit sich und dessen solltest Du Dir bewusst sein. Im Folgenden ein paar Worte zu den Nachteilen.

## Minimalismus erfordert Entscheidungen

Fängst Du an, Dich mit dem Thema Minimalismus auseinander zu setzen, kommen ziemlich schnell Fragen auf, die eine Entscheidung erfordern. Zum Beispiel: „Brauche ich das Teil wirklich noch?“ oder „Wie wichtig ist mir der Kontakt zu XY?“ Diese Fragen klar zu beantworten, fällt Vielen schwer. Ebenso ist das „Sich-Loslösen“ von materiellen Dingen oder auch selbst von belastenden Beziehungen für die meisten Menschen nicht leicht. Um Dich beim Treffen von Entscheidungen zu unterstützen, habe ich im Bonusteil dieses Buches Hilfen zur Entscheidungsfindung beschrieben.

## Minimalismus als Zeitfresser?

Vielleicht fragst Du Dich, wie das zusammenpasst: Durch einen minimalistischen Lebensstil sparst Du Zeit und gleichzeitig gilt Minimalismus als Zeitfresser? Diesen Nachteil habe ich hier genannt, weil, wenn Du Deinen materiellen Besitz minimalisierst, Du dafür Zeit benötigst. Je nach der Menge, die angesammelt ist, kann das unterschiedlich lang dauern und teilweise auch erschöpfen. Nimmst Du diesen Nachteil in Kauf und hältst durch, wirst Du im Gegenzug davon profitieren: Du wirst anders über Gegenstände nachdenken, wirst bemerken, dass Du viel mehr bist, als Dein materieller Besitz und Dich nicht davon abhängig machen.

## Minimalismus erfordert Selbstdisziplin

Überall locken Kaufangebote und es ist anfangs schwer, bewusst „Nein“ zu sagen beziehungsweise bei jedem Einkauf zu überlegen und zu hinterfragen, ob dies wirklich nötig ist. Ebenso ist ein „Nein“-Sagen innerhalb zwischenmenschlicher Beziehungen oft nicht so leicht. Du musst dabei

Deine Gefühle, Gedanken und letztlich die eigenen Handlungen reflektieren und unter Kontrolle haben, was viel Selbstdisziplin erfordert. Gehst Du allerdings auf all die Kaufverführungen ein oder sagst auch zu belastenden Beziehungen „Ja“, hast Du schnell wieder unnötig viele Sachen in Deinem Besitz beziehungsweise schadest Du Dir selbst.

## Ungemütliche Räume und (vermeidbare) Neukäufe durch Minimalismus

Am Anfang des minimalistischen Lebensstils besteht meist eine große Euphorie und viel Enthusiasmus. Das kann dazu führen, dass Du Deine materiellen Besitztümer schnell aussortiert hast und dadurch viel Leere in Deinen Schränken erhältst. Einige Möbelstücke sind dann vielleicht regelrecht überflüssig und so kann es sein, dass Du diese auch noch abschaffst. Schließlich sitzt Du in einem kargen Raum und fühlst Dich unwohl. Zudem kann es sein, dass durch hochmotiviertes und schnelles Ausräumen Sachen entfernt werden, die Du nach einiger Zeit doch wieder benötigst und eine (vermeidbare) Neuanschaffung ansteht. Langsames und überlegtes Minimalisieren und alternative, minimalistische Wohnelemente gelten hier als Lösung.

## Ein minimalistischer Lebensstil als Zwang

Wenn man von etwas sehr begeistert und mit vollem Enthusiasmus dabei ist oder sich mit einem Thema immer tiefer auseinandersetzt, besteht ein hohes Risiko, dass man dabei in die Zwanghaftigkeit gelangt.

Auch beim Minimalismus kann übertrieben werden, weshalb das eigene Reflektieren dabei sehr wichtig ist. Minimalismus soll Spaß machen und Du sollst Dich wohl damit fühlen. Tust Du das nicht, gilt es davon abzulassen.

## Als Minimalist fällst Du auf

Lebst Du minimalistisch beziehungsweise strebst Du Minimalismus an, wird Dein Umfeld dies ziemlich schnell mitbekommen. Du interessierst Dich nicht (mehr) für die üblichen Wertvorstellungen und beginnst außerhalb des

„Hamsterrads“ zu leben. Damit hebst Du Dich zwangsläufig von Deiner Umgebung ab und bist „anders“. Das ist grundsätzlich kein Problem und kann sogar positiv wirken, da dieser Lebensstil Andere zum Nachdenken anregt und inspiriert. Doch es gibt auch Menschen, die diese Veränderung nicht verstehen und allgemein ein minimalistisches Leben nicht nachvollziehen können. Es kann auch sein, dass Du Dich regelrecht verteidigen musst, weil Du nichts kaufen willst. Einige Leute meiden eventuell sogar den Kontakt mit Dir oder brechen ihn gar ab, da sie sich von Deinem Lebensstil indirekt angegriffen fühlen.

Es ist wichtig zu wissen, dass das Abweichen vom Standartverhalten einen „gesellschaftlichen Druck“ nach sich ziehen kann und den Umgang damit finden manche Menschen, die minimalistisch leben, schwieriger als beispielsweise den Kaufverzicht selbst.

# Der Anfang eines minimalistischen Lebens

*Veränderung geschieht in verschiedenen Phasen.*
*Vor jeder Veränderung steht eine Entscheidung.*
*Die Entscheidung, etwas anders machen zu wollen.*

Hast Du Dich nun entschieden, Minimalismus in Dein Leben zu bringen, ist der erste Schritt bereits getan: Du bist im Kopf dazu bereit. Durch diese Entscheidung und Deine Gedanken dazu, beginnt bereits die Veränderung.

Nun setzt Du Minimalismus in verschiedenen Lebensbereichen um. Dabei ist es empfehlenswert zuerst Dein Konsumverhalten zu ändern und im Anschluss daran Deinen materiellen Besitztum zu minimalisieren, um zum Schluss für Dich belastende Beziehungen zu hinterfragen und Dir zu Deinem „minimalistischen Ich" klar zu werden. Allerdings ist dies lediglich eine Empfehlung und muss natürlich nicht befolgt werden! Handhabe es so, wie Du Dich dabei wohlfühlst.

# Minimalistisches Konsumieren

Das Konsumverhalten der überwiegenden Bevölkerung ist ressourcenverschwendend: ständiges Einkaufen und damit verbunden die Erzeugung gigantischer Müllberge, dann ein hoher Energieverbrauch, häufiges Reisen, das Zurücklegen kurzer Strecken mit dem Auto, der hohe Verzehr tierischer Produkte minderer Qualität, Obst- und Gemüsekauf außerhalb von Saisonzeiten und ohne Achtung auf Herkunft, und noch vieles mehr. All das ist oft den Konsumenten bewusst, doch werden diese Tatsachen verdrängt und sich der Selbstverantwortung entzogen. Hinzu kommen die häufig viel zu niedrigen Preise und zu wenig bis keine Transparenz, was für Auswirkungen der Kauf dieser Produkte mit der Umwelt oder den Arbeitsbedingungen im Produktionsland hat. Auch werden etliche Dinge angeboten, welche eigentlich überhaupt nicht benötigt werden und manche Kaufangebote lassen sich durchaus als Angriff auf die menschliche Intelligenz bewerten.

Als Minimalist zu leben bedeutet nicht, dass Du nichts mehr kaufst. Es bedeutet vielmehr, dass Du

Dir klar wirst, wie Du konsumierst. Der minimalistische Konsum ist geprägt von dem Prinzip: Weniger, jedoch mit Bewusstsein und einem kritischen Blick. Du hinterfragst, ob Du das Teil, was Du gerade kaufen willst, wirklich brauchst, ob es Dich glücklich macht oder zu einer Belastung wird. Fragen nach der Herkunft und der Produktionsart sind hierbei auch angebracht.

Am Anfang Deines minimalistischen Lebensstils, wirst Du Triumph darüber fühlen, wenn Du einer Kaufverlockung nicht nachgehst, da Du es „geschafft" hast. Du wirst wahrscheinlich auch eine Befreiung durch das Nicht-Kaufen fühlen. Im Laufe der Zeit werden für Dich Schaufenster von Läden, Werbeanzeigen oder der Werbekatalog langweilig und uninteressant.

Als praktische Tipps zum minimalistischen Konsum möchte ich Dir hier folgende nennen:

1. Lass Dir Zeit bei der Kaufentscheidung und schiebe Käufe auch mal auf (manchmal entstehen mit der Zeit andere, passendere Lösungen).
2. Frage Dich vor jedem Kauf, ob Du dafür wirklich Platz (und Zeit) hergeben willst und

ob Du die Sache wirklich brauchst: Besitzt Du noch nicht XY? Sind mit dem Kauf Vorteile für Dich verbunden? Würden Dir durch den Kauf Nachteile entstehen?

3. Regel 1: Für jedes Teil, was Du kaufst, verlässt ein anderes Teil Deinen Besitz und zwar vor dem Kauf. Damit bleibt die Anzahl Deiner Habseligkeiten immer gleich und gleichzeitig stoppt diese Regel spontane Fehlkäufe, da Du, bevor Du etwas einkaufst, entscheiden musst, was dafür wegkommt.
4. Regel 2: Kaufe erst, wenn der „alte" Artikel kaputtgegangen ist.
5. Regel 3: Statt neu lieber gebraucht kaufen.
6. Überlege Dir vor jedem Kauf, von wem, woher und mit welchem Aufwand diese Sache hergestellt wurde. Des Weiteren solltest Du überlegen, was damit gemacht wird, wenn Du diesen Gegenstand nicht mehr benötigst und, ob dieser überhaupt recycelbar ist.
7. In Verbindung mit 5.: Wenn Du etwas (neu) kaufst, dann achte auf eine nachhaltige Herstellung dessen. Dazu helfen verschiedene Siegel, wie beispielsweise:

- Der Blaue Engel > Umweltzeichen der Bundesregierung für umweltfreundliche Produkte und Dienstleistungen
- Fairtrade-Siegel > steht für den Handel mit besseren Preisen für Kleinbauernfamilien und menschenwürdige Arbeitsbedingungen für die Beschäftigten auf Plantagen in Entwicklungs- und Schwellenländern
- UTZ > gilt als Programm und Zertifikat für nachhaltige Landwirtschaft (soziale Kriterien & Umweltverträglichkeit sowie Effizienz)
- Bio-Siegel > deutsche, staatliche Kennzeichnung für ökologisch erzeugte Produkte, die den Anforderungen der EG-Öko-Verordnung gerecht werden (sechseckiges Siegel)
- EU-Bio-Siegel > kennzeichnet Lebensmittel, die nach den Anforderungen der EG-Öko-Verordnung angebaut wurden
- Bioland > steht für Lebensmittel aus ökologischem Landbau (umfasst Pflanzenbau, Tierhaltung & Weiterverarbeitung der Rohstoffe)

- Demeter > Kennzeichnung für Lebensmittel aus ökologischem Landbau, Förderung der biologisch-dynamischen Wirtschaftsweise
- Naturland > steht für Lebensmittel aus ökologischem Landbau, Fische aus Aquakulturen und umweltschonend produzierte Holzprodukte
- MSC-Siegel > kennzeichnet Fische aus bestandserhaltender Fischereiwirtschaft
- GOTS-Label > internationaler Standard für Textilien mit einer ökologisch und sozial verträglichen Herstellung
- Fair Wear Foundation > Fokus sind soziale Anforderungen beim Herstellungsprozess von Textilien
- Europäisches Umweltzeichen > Kennzeichnung für verschiedene Produkte, die im Vergleich zu konventionellen Produkten geringere Umweltauswirkungen haben
- EU-Energielabel > Einteilung für technische Geräte in sieben Energieeffizienzklassen von A (sehr sparsam) bis D und teils G (extrem hoher Verbrauch)

- FSC-Siegel > das internationale Gütesiegel für Holzprodukte aus sozialer und ökologischer Waldbewirtschaftung
- PEFC-Siegel > Holzprodukte aus nachhaltiger Forstwirtschaft.
- Weitere Siegel findest Du unter www.nachhaltiger-warenkorb.de, woher auch die oben genannten Abbildungen stammen.

8. Um Deinen Besitz nicht (unfreiwillig) zu vergrößern oder (gerade anfangs) Kaufangebote nicht nachzugehen, kannst Du Dir eine einmonatige „Konsumsperre“ setzen. Das heißt, Du gibst einen Monat ausschließlich Geld aus für lebensnotwendige Sachen, wie bspw. Nahrungsmittel. Für alles andere findest Du kostenfreie Alternativen oder verzichtest komplett.

# Besitztümer minimalisieren

Die meisten Menschen verbinden mit Minimalismus das Aussortieren der materiellen Besitztümer. Und das ist definitiv ein bedeutender Schritt. Minimalismus hat aber nichts damit zu tun, dass das gesamte Hab und Gut zuerst ausgemistet und im Anschluss daran wieder neu (oder gebraucht) gekauft wird. Es kann durchaus passieren, dass Du Dich von Sachen trennst, die Du später im Leben doch noch einmal brauchst. Allerdings solltest Du vor einem (erneutem) Kauf nach Alternativen gesucht und kreativ überlegt haben. Es lassen sich viele Dinge zweckentfremden oder Du schaust in Second-Hand-Läden oder auf Trödelmärkten. Beruhigend ist auch die Tatsache, dass die meisten Gegenstände, die man weggibt, nicht vermisst werden – im Gegenteil, oftmals kann man sich kaum noch daran erinnern.

Das Ausrangieren sollte nicht unterschätzt werden, denn es bedarf Zeit, Kraft und auch Durchhaltevermögen – je nach der Menge des Besitzes und eigenem Rhythmus. Es hilft, wenn Du Dir statt alles auf einmal anzugehen, Abschnitte setzt und zuerst „Sichtbares“ entrümpelst, denn das ist effizienter und motivierender. Zudem ist das

„Loslassen“ von manchen Dingen teilweise ein lang andauernder Prozess. Nimm Dir die Zeit, die Du brauchst! Und verfalle nicht in Dogmatismus! Sind Dir einige Sachen sehr wichtig, dann behalte diese. Das ist völlig okay! Gerade bei Gegenständen, welche mit besonderen Momenten, Erinnerungen oder Personen verbunden sind, ist das Loslassen oft nicht so einfach und auch gar nicht unbedingt notwendig, um sich „Minimalist“ nennen zu können.

Manche (öffentlich bekannte) Minimalisten rühmen sich mit besonders niedrigen Gegenstandszahlen, allerdings solltest Du dies etwas distanziert betrachten. Frage Dich, wie leben diese Leute? Beispielsweise wird eine sesshafte Familie mit Haustiere und kreativen Hobbys weitaus mehr materielle Dinge für ein erfülltes Leben benötigen, als ein vielreisender Single ohne festen Wohnsitz. Es gibt keine Regeln beim Minimalismus, wie viele Gegenstände Du besitzen darfst, es gilt lediglich, dass Dein Besitz gebraucht wird, Dir einen Mehrwert bringt und/oder Dich freudig und glücklich macht.

Nachfolgend stelle ich einige Methoden vor, wie Du Dich von materiellen Dingen lösen kannst. Du findest bestimmt die für Dich passende Handlungsweise und meist bietet sich eine Kombination aus mehreren Methoden an. Weitere Hilfen zur Vorgehensweise und Tipps findest Du im Leitfaden weiter hinten im Buch.

## Wellen-Methode

Dieses Vorgehen ist kein radikales, sondern gemächliches Minimalisieren. Dabei werden zunächst alle Besitztümer in Kategorien unterteilt. Dann wählst Du einen Bereich aus, beispielsweise die CD-Musiksammlung und fragst Dich: „Welche Musik höre ich wirklich (noch) gern und welche CDs können weg?“. Daraufhin sortierst Du die Musik-CDs aus, welche Du nicht mehr hörst. Einige Zeit später (das kann eine Woche, einen Monat, ein halbes Jahr, ein Jahr, usw. sein) wird dieser Vorgang wiederholt. Dieses Ausmisten in Wellen hat mehrere Vorteile. Zum einen kannst Du Dich an das Minimalisieren gewöhnen, was gerade als Anfänger wichtig ist. Zum anderen verhindert das langsame Vorgehen eventuell sonst getätigte, überflüssige bzw. vermeidbare Neukäufe.

# KonMari-Methode

Bei diesem System werden zuerst alle Sachen genau sortiert, wie zum Beispiel Bücher, CDs, DVDs, Dekorationsartikel, Teller, Gläser, Besteck, Socken, Pullover, usw. Im Anschluss daran gehst Du Teil für Teil durch und fragst Dich immer wieder: „Freue ich mich über diesen Artikel?“ oder „Fühle ich positive Emotionen bei diesem Teil?“. Ist die Antwort ein „Ja.“, dann wird diese Sache behalten, antwortest Du mit „Nein.“ oder einem „Weiß ich nicht.“, dann verlässt der jeweilige Gegenstand den Haushalt. Dabei wirst Du natürlich nicht bei jeder Habseligkeit unbändige Freude oder Positivität verspüren. Einige Gegenstände sind einfach praktischer Natur und erfreuen Dich dann im weitesten Sinne mit ihrer Nützlichkeit. Beginnen solltest Du bei dieser Methode bei weniger wichtigen Sachen, wie Kleidung und Bücher. Individuelle Dinge thematisierst Du zum Schluss. Zu beachten ist, dass immer eine Kategorie abgeschlossen sein sollte, bevor mit einer anderen begonnen wird. Bereitet Dir ein Gegenstand keine Freude, verlässt er Dich. Nach der KonMari-Methode sollst Du Dich bei der Verabschiedung dessen bedanken. Die Hintergrundidee dieser Geste ist, dass Du jedes Teil, vor allem die

Ressourcen, aus denen der Gegenstand hergestellt wurde, wertschätzt. Das Ziel ist, sich klar für die Dinge zu entscheiden, welche Dir Freude bereiten und Dich glücklich machen. Vor allem bei großen Entrümpelungsaktionen ist diese Methode angebracht. Ich rate allerdings von der Empfehlung, alles, was nicht mehr benötigt wird, wegzuschmeißen, klar ab. Dies ist alles andere als minimalistisch.

## „Täglich eins" – Methode

Hierbei setzt Du Dir einen bestimmten Zeitraum. Nun gehst Du jeden Tag Deine Habseligkeiten durch und suchst einen Gegenstand aus, der Dein Leben verlässt. Tust Du das ein halbes Jahr konsequent, bist Du 183 Teile los. Natürlich kannst Du diese Methode auch radikaler gestalten, indem Du statt ein Teil, fünf oder zehn Teile täglich aussuchst, die Dich verlassen.

## Ein-Korb-Methode

Bei der Korb-Methode benötigst Du einen Wäschekorb, eine Kiste oder einen ähnlichen

Behälter in dieser Größe, womit Du durch die gesamte Wohnung, Raum für Raum, gehst und alles durchsuchst. In das Behältnis kommen nur Sachen, die Du nicht (mehr) schön findest, überflüssig sind, Platz und Zeit stehlen. Das Tagesziel ist erreicht, wenn der Korb oder die Kiste voll ist. Dieser Vorgang wird täglich wiederholt, bis alles Entbehrliche aussortiert ist.

## Drei-Kisten-Methode

Hierbei benötigst Du drei Kisten und beschriftest diese mit „Behalten“, „Weggeben“ und „Unentschieden“. Diese Kisten stellst Du nun in Deine Wohnung und beginnst Raum für Raum durchzugehen. Dabei sortierst Du die Gegenstände immer in eine der drei Kisten ein. Nachdem alle Räume nach diesem System geordnet wurden, bekommen die Dinge aus der „Behalten“-Kiste einen festen Platz in der Wohnung und die Besitztümer, die in der „Weggeben“-Kiste liegen, werden verkauft, verschenkt/gespendet oder entsorgt (dabei auf die korrekte Entsorgung achten). Die Kiste „Unentschieden“ wird weggeräumt, beispielsweise in den Keller und an diesem Ort für ein halbes Jahr aufgehoben. Die

Sachen, die Du in dieser Zeit nicht benötigt hast und demnach immer noch in der Kiste liegen, verlassen Dich nun. Gerade für Menschen, die ungern Entscheidungen treffen, ist dieses Vorgehen geeignet, da die Kiste „Unentschieden" etwas Schonzeit bereithält.

## Spiel-Methode

Das Minimalismus-Spiel eignet sich besonders für Menschen, die nicht gern aussortieren. Bei diesem spielerischen Vorgehen startest Du am ersten Tag mit dem Aussortieren eines Gegenstandes. Am zweiten Tag werden zwei Dinge gesucht, welche den Besitz verlassen, am dritten Tag drei Sachen und so weiter. Anfangs ist dieses Spiel noch sehr leicht, jedoch wird es immer schwieriger, je länger gespielt wird. Die Spieldauer sollte mindestens 30 Tage sein. Um mehr Spaß dabei zu haben, kannst Du Dir jemanden aus dem Familien-, Freundes- oder Bekanntenkreis suchen, der auch entrümpeln will und ihr tut Euch zusammen. Die Idee dahinter ist, dass es gemeinsam leichter auszumisten ist, wie allein. Das Spiel gewonnen hat, wer länger durchhält.

## „Zuerst das Schlimmste"-Methode

Hierbei wählst Du zuerst aus Deinen Lieblingsbesitztümern mindestens eins aus, welches Du verschenkst oder verkaufst. Dies ist mit Sicherheit sehr schmerzlich. Erst danach gehst Du zu Deinen anderen Besitztümer über. Das Ziel bei diesem Vorgehen ist, dass Du erkennst, dass selbst liebgewonnene Dinge kein „Muss" für ein glückliches Leben sind. Außerdem wird bei dieser Methode versucht die Hemmschwelle, welche möglicherweise das „Loslassen" von Sachen behindert, zu überwinden, um das Aussortieren in der Zukunft zu erleichtern.

## Karton-Methode

Bei diesem Vorgehen benötigst Du zunächst (Umzugs-) Kartons und Verpackungsmaterial. Alle (!) Besitztümer werden nun eingepackt. Du kannst hierbei auch Möbel mit verpacken. Das ordentliche Sortieren und Beschriften der Kartons lohnt sich, da die Sachen schnell wiedergefunden werden sollten. Nun lebst Du den nächsten Monat (bzw. eine selbst gewählte Zeit) aus den Kisten. Das heißt, Du räumst die Dinge, welche Du benötigst, wieder aus den Kartons bzw. packst sie aus. Zum Schluss (des selbst gewählten Zeitraums) werden die Sachen, welche in den Kisten verpackt geblieben sind, weggegeben. Diese Methode ist sehr radikal, benötigt relativ viel Platz für die Lagerung der Kartons und eingepackten Gegenständen und es kann sein, dass durch das Ein- und wieder Auspacken relativ viel Müll in kurzer Zeit anfällt. Zudem ist die Wahrscheinlichkeit hoch, dass Du vermeidbare Neukäufe tätigst, da Du beispielsweise im Winterhalbjahr keine Kleidung für den Sommer benötigst und diese bei diesem System somit aussortiert werden würde. Vielleicht empfiehlt sich diese Methode eher bei Menschen, die bereits sehr wenig besitzen und sich noch mehr minimalisieren möchten.

## 30-Minuten-Methode

Dieses System eignet sich insbesondere, wenn Du bereits eine Grundordnung hast oder Du ein „Aufräum-Muffel“ bist. Besonders bei Schubkästen, Regalen oder auch der digitalen Minimalisierung auf Smartphone, Tablet, PC, Speichermedien und Co. empfiehlt sich diese Art des Aufräumens. Stell

Dir einen Wecker auf 30 Minuten und nimm Dir dann einen (kleinen) Bereich vor, in welchem Du Ordnung bringen willst (Sortieren, Ordnen, Entrümpeln, Löschen). Wendest Du täglich diese Methode an, wirst Du innerhalb weniger Wochen bereits motivierende Ergebnisse erzielt haben.

## Was tun mit den aussortierten Sachen?

Bist Du fertig mit dem Aussortieren, stellst Du Dir eventuell die Frage, was zu tun ist mit den ganzen ausgemisteten Dingen. Sehr wichtig ist hier zu erwähnen, dass Du nicht einfach alles wegschmeißen solltest! Die Option des Entsorgens solltest Du aus mehreren Aspekten wirklich erst zum Schluss wählen!

Im Folgenden nun einige Möglichkeiten, was Du mit Deinen aussortierten Dingen tun kannst und die Option des Entsorgens genauer beschrieben (Stichwort Mülltrennung).

## Weiterverwendung und Reparatur

Manche Artikel kannst Du gut weiterverwenden, indem Du diese umbaust oder einfach zweckentfremdest, um ein „Problem“ zu lösen. Dazu kann es hilfreich sein, die aussortierten Dinge nicht gleich wegzutun und kreativ zu werden. Hol Dir doch beispielsweise Inspirationen im Internet. Dazu kannst Du den Begriff „Upcycling“ (eine Art des Recyclings, wobei Abfallprodukte oder scheinbar nutzlose Stoffe in neuwertige Produkte umgewandelt werden) suchen.

Und auch Dinge zu reparieren und so länger zu nutzen, zählt zum Minimalismus hinzu. Wenn Du selbst nicht so handwerklich begabt bist, gibt es, gerade in Städte, immer häufiger „Reparatur-Cafés“.

## Wiederverkauf und Tausch

Verkaufst Du die ausrangierten Sachen, wird zum einem das Produktleben verlängert und zum anderen verdienst Du damit noch Geld. Die Verkaufsoption ist vor allem zu empfehlen, wenn Du verschuldet bist, (noch) keine Ersparnisse hast, bei der verkauften Sache voraussichtlich einen hohen Preis erzielen wirst oder einfach Spaß am Verkaufen hast. Hinweisen möchte ich an dieser Stelle darauf, dass der Gewinn eines Verkaufs häufig geringer ausfällt als erwartet. Vor Ort ist das Verkaufen von kleineren Gegenstände und Kleidung gut möglich auf Flohmärkte, Basars und auch Second-Hand-Läden oder Du nutzt (insbesondere praktisch bei größeren Gegenständen, Möbeln, etc.) verschiedene Internetplattformen, wie Ebay-Kleinanzeigen, Facebook-Gruppen und für Klamotten Kleider- sowie Mamikreisel (Kindersachen, Schwangeren- und Mama-Utensilien). Ob Du dann versendest oder die Dinge zur Abholung anbietest, bleibt Dir selbst überlassen.

Inzwischen werden auch Tauschangebote immer häufiger. Dabei kannst Du Dinge, die Du nicht mehr benötigst, gegen Dinge, die Du brauchst eintauschen. Google dazu „Tauschparty“ oder veranstalte selbst so ein Tauschevent – privat oder öffentlich, das entscheidest Du.

## Verschenken oder spenden

Das Verkaufen der ausrangierten Besitztümer dauert manchmal lang und manche Sachen scheinen nicht verkaufsfähig. Als schnellere Lösungen beziehungsweise für die restlichen Artikel nach einem Verkaufsversuch eignet sich das Verschenken oder Spenden. Oft freuen sich Menschen über geschenkte Dinge, die für Dich unbedeutend und nutzlos sind. Selbst nicht-funktionierende Gegenstände nehmen manche Leute gern und probieren sich im Reparieren und Umfunktionieren. Denke dabei in Verbindung auch an den Aspekt der Wiederverwendung und entsprechend Nachhaltigkeit. Zudem tut es Dir gut, zu schenken – probiere es aus. Für das Verschenken von Besitz eignen sich die unter dem Punkt „Wiederverkauf" genannten Internetportale ebenfalls. Bei Facebook gibt es beispielsweise auch „Verschenk's"-Gruppen speziell für Regionen und Städte. Du kannst auch in Deiner Familie, bei Freunden und Kollegen Deine Besitztümer anbieten und Anzeigen bei „schwarze Bretter" (Supermärkte) aufgeben. Bei trockenem Wetter eignet sich auch eine „Verschenke-Kiste", welche Du vor die Eingangstür oder an die Straße stellst. So kann sich jeder nach Bedarf bedienen. Und Bücher kannst Du in Büchereien oder öffentlichen Bücherschränken abgeben.

Über Spenden freuen sich Soziale Einrichtungen. Anfragen kannst Du da zum Beispiel beim Deutschen Roten Kreuz, der Caritas, Kleiderkammern, Umsonst-Läden, Sozialkaufhäuser, usw. oder bei Spendenprojekte.

Schau doch mal hier www.wohindamit.org rein.

## Ordnungsgemäße Entsorgung

Diese Option sollte zuletzt gewählt werden.

Ist der Lebenszyklus einer Sache wirklich vorüber, so muss diese entsorgt werden. Um ein mögliches Recycling zu gewährleisten, ist die richtige Entsorgung wichtig.

Der Hausmüll wird unterteilt in Wertstoffe (Gelbe Tonne/Gelber Sack), Papier, Glas, Restmüll und Bioabfall.
Im Folgenden ein kurzer Exkurs zum richtigen Trennen des Hausmülls:

1. In die Wertstofftonne (Gelbe Tonne/Gelber Sack) gehört Verpackungsmüll (Kunststoff, Aluminium, Weißblech, Materialverbunde) und es können auch defekte Produkte aus Kunststoff und Metall hier entsorgt werden. Beispiele: Tetrapaks, Joghurtbecher (löffelrein), beschichtete Tiefkühlverpackungen, Styroporschalen, Plastikschüsseln, Konservendosen, Flaschenverschlüsse, Töpfe, Schrauben, usw. Wichtig ist die Kombinationen immer zu trennen, zum Beispiel den Deckel vom Joghurtbecher, das Sichtfenster von der Brötchentüte oder die Deckel von der Käse- und Wurstverpackungen.
2. In die Papiertonne (oder auch Papiercontainer) kommt Papier, Pappe und Karton. Beispielsweise sind das Zeitungen, Zeitschriften, Broschüren, Bücher, Geschenkpapier, Eierkartons, etc. Wichtig ist auch hier, dass möglichst Kombinationen von Papier und Plastik getrennt werden. Und Thermopapier, wie bspw. Kassenzettel, Fahrkarten und stark beschichtetes Backpapier gehören NICHT in die Papiertonne, sondern in den Restmüll.

3. Glas nach Farben (Weiß-, Braun- und Grünglas) getrennt entsorgen, dabei blaues und gelbes Glas zu Grünglas sortieren. Weiß- und Braunglas müssen farbenrein sein. Wichtig ist, dass nur Glasflaschen und Einweggläser, möglichst ohne Deckel, in die Container eingeworfen werden. Trinkgläser, Fenster-, Blei-, Kristall-, Spiegelglas, Vasen, Porzellan, Keramik sowie Glühbirnen dürfen NICHT eingeworfen werden.
4. Beim Restmüll werden alle, nicht verwertbaren Stoffe, die keine „Problemstoffe“ sind, einsortiert. Beispiele sind Asche, Kerzen, Wegwerfwindeln, Gummi, Fotos, Stoffreste & Leder, Frittierfett, Glühbirnen (KEINE Energiesparlampen), Hygieneartikel, Porzellan, Staubsaugerbeutel, Tapeten, Zigarettenkippen, Tierstreu und stark verschmutztes Papier.
5. In den Bioabfall (alternativ auch Kompost) gehören unvermeidbare* Küchenabfälle und Grünabfälle, wie beispielsweise Schalen, Kerne, Kaffeesatz, ausgekochter Tee, Käserinden (ohne Wachs), verschimmelte Lebensmittel ohne Verpackung, welke Blumen, Grünschnitt,

Laub, usw. Wichtig zu wissen ist, dass Fisch-, Fleisch- und Knochenreste nicht auf den Kompost gehören, sondern in den Biomüll und, dass keine Plastiksammeltüten in die Tonne gelangen sollen (auch kein Bioplastik). Zeitungspapier oder Papiertüten sind verwendbar oder in der Tüte sammeln, den Inhalt in die Biotonne geben und die Tüte entsorgen (Wertstoff). *Tipps zu unvermeidbare Küchenabfälle sind den Einkauf gut planen, abends einkaufen gehen, der Nase vertrauen statt dem Mindesthaltbarkeitsdatum (außer bei Frischfleisch und Räucherfisch, da auf das Verbrauchsdatum achten), „foodsharing", Resterezepte und die Kampagne „zu gut für die Tonne".

6. Die Entsorgung von *Elektrogeräten* über dem Hausmüll ist gesetzlich verboten. Diese werden von Wertstoffhöfen und je nach Größe auch von Elektromärkten kostenlos angenommen. Bei *Handys* gibt es spezielle Sammelaktionen („Alte Handys für die Havel"). *Batterien* werden überall, wo sie verkauft werden, zurückgenommen, ebenso wie *Energiesparlampen*. *Medikamente* können bei Apotheken und

Schadstoffsammelstellen abgegeben werden. *Korken* können bei bestimmten Aktionen abgegeben werden (KORKampagne).

Wenn bei Deinem Weg zum minimalistischen Lebensstil Möbelstücke überflüssig werden, dann kannst Du diese, wie bereits erwähnt, bei verschiedenen Organisationen (wie bspw. Caritas, DRK, Sozialkaufhäuser, etc.) abgeben und teilweise sogar abholen lassen oder im Internet einstellen. Sind die Möbel unter keinen Umständen mehr weiterzuverwenden, zu reparieren oder sammelt sich bei Deinem Entrümpeln Alt- und Bauholz an, dann können diese Sachen bei Wertstoff- bzw. Recyclingshöfen zur Verbrennung abgegeben werden.

# Minimalistisch Wohnen

Es gibt keinen Standard, keine Trends oder Einheitsstile für minimalistisches Wohnen. Wichtig ist, dass die eigenen Wohnbedürfnisse erkannt und individuelle Lösungen gefunden werden. Das eigene Wohlfühlen zählt. Weder gibt es eine Definierung, was ein Wohnzimmer ausmacht, noch die Regel, dass ein Bett nicht auch Sofa sein kann. Da sich Lebenssituationen verändern, sind auch Wohnformen sowie die Einrichtung veränderbar. Zum minimalistischen Wohnen nachfolgend einige Ideen.

1. Überlege Dir zunächst, wie lang Du in der Wohnung/dem Haus wohnen wirst. Bist Du vielreisend oder ziehst öfter um, ist es sinnvoll, Dich mit sehr wenigen, leichten, flexiblen und komprimierbaren Sachen einzurichten. Bleibst Du voraussichtlich für lange Zeit (oder für immer) da wohnen, können auch schwerere, kompliziert zu handhabende Möbel und Einbauten in Frage kommen.
2. Grundsätzlich gilt: Je weniger Besitz Du hast, umso weniger Aufbewahrungsmöbel benötigst Du.

3. Die Wohnung wirkt optisch größer, ordentlicher und nicht so erdrückend mit eher kleinen und hellen Möbeln.
4. Auch bei Möbel gilt: Lieber gebraucht statt neu.
5. Nutze Möbel multifunktional, funktioniere die Dinge um und passe Gegenstände an, um das ein oder andere „Problem“ zu lösen. Beispiele dazu sind:
   - ✓ Der Berliner Hocker – ein echtes Multifunktionstalent (von Van Bo Le-Mentzel)
   - ✓ Anstelle von Küchenoberschränke, einfache Ablagen nutzen
   - ✓ Statt Küchenunterschränke, Regale wählen
   - ✓ Küchenunterschränke zum Essplatz umfunktionieren
   - ✓ Bequeme Sessel als Stuhlersatz
   - ✓ Statt einem großen, ein kleineres Kochfeld oder zwei flexible, mobile Kochfelder nutzen, denn damit ist auch das Kochen an anderen Orten wie der Küche möglich.
   - ✓ *Einen* Tisch als Ess- *und* Schreibtisch nutzen

- ✓ Statt Schreibtisch einen Schreibtischcontainer wählen
- ✓ Ein einfacher Stuhl kann auch als Bürostuhl dienen
- ✓ Anstelle von Sofa und Sessel auf Sitzkissen auf dem Boden sitzen
- ✓ Das Sofa als Bett nutzen und umgekehrt
- ✓ Das typische Bettgestell austauschen durch Paletten oder kleinen Holzpodeste
- ✓ Statt (Kleider-) Schränke, Regale nutzen
- ✓ Verrückst Du häufiger die Möbel, können zur Schonung von Möbel, Fußboden, Kräfte und Ohren kleine Socken (Babysocken) um die Möbelbeine gezogen werden oder montiere Rollen.
- ✓ Statt Decken-, Stehlampen benutzen (Achtung: Bei Lampen, die festinstallierte LED-Leuchten haben und diese defekt sind, muss die komplette Lampe entsorgt werden, also lieber darauf verzichten.)
- ✓ Müslischüsseln lassen sich auch als Suppenschüsseln benutzen

- ✓ Die Rührschüssel taugt ebenso als Salatschüssel
- ✓ Einfache Schraubgläser geben gute Vorratsbehälter ab
- ✓ Statt Frischhalte- und Alufolie, Wachstücher oder Butterbrotpapier nutzen
- ✓ Ein gutes Taschenmesser ersetzt unter anderem Korkenzieher und Deckelöffner

6. Nutze auch Räume multifunktional. Es gibt kreative Raumtrennungen oder verwende ästhetische Schranklösungen.
7. Einbauküche oder nicht? Je nach Küchenraumaufteilung, Kochverhalten und persönlichen Geschmack kann die Küche das Herzstück Deiner Wohnung sein oder auch nicht. Individuelle Lösungen sind beispielsweise Modulküchen. Hier kannst Du Spüle, Kühlschrank, Herd und Arbeitsfläche so kombinieren, wie es für Dich passend ist.
8. Brauchst Du wirklich einen großen, protzigen Kleiderschrank oder tut es auch eine kleine Kommode, ein Regal, ein Kleiderwagen oder ein einfacher

Schrank? Kleiderschränke sind oft riesig und können erdrückend wirken. Außerdem suggerieren sie den Einkauf von Kleidung und das gilt es ja möglichst zu vermeiden. Je kleiner und übersichtlicher Du Deine Kleidung verstaust, umso freier wird Deine Wohnung und auch Du.

9. Magst Du Dein Bett? Nimmt es Platz weg oder ist Dir ein großes Bett wichtig? Wie schläfst Du darin? Muss es ein übliches Bettgestell sein? Ist die Matratze zu weich oder hart? Verkrampfst Du beim Schlafen und hast am nächsten Morgen Rückenschmerzen? Beobachte Dich und finde heraus, was Deine individuellen Schlafbedürfnisse sind. Willst Du Platz sparen und flexibel sein, ist ein übliches Bettgestell eher ungeeignet. Alternativ dazu wäre ein Hochbett, Klapp- oder Schrankbett, Matten oder eine herkömmliche Matratze mit Lattenrost auf dem Boden, direktes Schlafen auf dem Boden oder ein Schlafsofa (Kombination aus Sofa und Bett).

10. Räume Kleinteile in Kisten und Schachteln
11. Die Kombination aus Naturmaterialien und der Farbe Weiß bringt Klarheit, Ruhe und Entspannung.
12. Tipp beim gemeinsamen Wohnen mit Nicht-Minimalisten: Gemeinsame Regeln, Kompromisse und dabei Lösungen finden, bei denen alle Bedürfnisse respektiert werden. Dabei können diese auch außergewöhnlich sein, denn wichtig ist, dass ihr Euch keine Grenzen setzt und ausprobiert statt Vorurteile zu haben. Zudem ist das Schaffen von Räumen/Bereichen wichtig, in denen jede/r die Möglichkeit hat, ihre/seine Individualität auszuleben. Weitere Tipps zu zwischenmenschlichen Beziehungen findest Du weiter hinten im Buch.
13. Bei einem Umzug: Nutze digitale Wohnraumplaner. So kannst Du, schon bevor Du umziehst, überlegen, welche Möbel Du wirklich brauchst und von was Du Dich trennen wirst, weil es nicht in Deine neue Wohnung passt. Und

gehe in Ruhe und mit achtsamen Blick ins Möbelhaus (oder gar nicht).

14. Tipps zu Minimalismus mit Kinder: Es ist wichtig, Kinder nicht zum Ordnen, Aussortieren, etc. zu zwingen. Dass Kinder in den Augen der meisten Erwachsenen „unordentlich“ sind, ist normal. Kinder haben eine eigene Ordnung und lieben es, Dinge zu sammeln. Wichtig ist, die Kinder nicht mit materiellen Gegenständen zu überhäufen. Natürlich ist es schön, strahlende Kinderaugen zu sehen, wenn Geschenke ausgepackt werden. Doch Präsenz ist wichtiger, wie Präsente. Verbringe lieber Zeit mit Deinen Kindern. Auch die Großeltern können darauf hingewiesen werden. Geschenkideen wären zum Beispiel gemeinsame Unternehmungen, selbstgemachtes Verzehrbares oder Einlagen ins Sparbuch. Respektiere aber auch die Wünsche Deines Kindes und setze Dich nicht über ihnen hinweg, nur des Minimalismus wegen. Persönliche Besitztümer sind auch für Kinder wichtig und so sollten auch hier Möglichkeiten

zum Ausleben ihrer Individualität bestehen. Kinder orientieren sich hauptsächlich an den Bezugspersonen, meist ihren Eltern. Sie sind die Vorbilder. Sind die Eltern ordentlich und leben das vor ohne Zwang und Druck auf ihre Kinder auszuüben, liegt es nahe, dass die Kinder eines Tages auch ordentlich werden. Je kleiner die Kinder sind, umso eher liegt ihr Spielzeug oftmals in der gesamten Wohnung verteilt. Helfen können hier beispielsweise mobile Spielekisten (in denen am Abend alles verschwindet > die Eltern räumen auf, das Kind kann spielerisch mit einbezogen werden, wichtig ist ohne Druck und Zwang!) oder Spielecken einrichten (mit optischer Abtrennung mittels Teppich, Regalen, Kisten, etc.).

# Minimalistisch bleiben

Nun, wenn Du alles Überflüssige los bist, kommt allerdings erst die wahre Herausforderung auf Dich zu: Weiterhin minimalistisch leben. In diesem Kapitel möchte ich Dir einige Tipps dazu geben.

- Mache möglichst alles sichtbar für Dich, denn, wenn Du Deine Sachen im Überblick hast, weißt Du, was Du besitzt und kaufst nicht Unnötiges oder bereits Vorhandenes.
- Bevor Du einen Kauf tätigst, überlege Dir, ob Du diesen Gegenstand nicht auch leihen, tauschen oder bei kaputt gegangenen Dingen reparieren (lassen) kannst. Beispielsweise können technische Geräte evtl. von Nachbarn, Freunden oder der Familie geborgt oder gemeinsam gekauft und geteilt werden, kleine Löcher in der Kleidung können genäht und bei größeren Reparaturen Schneider, Schuster und Co. aufgesucht werden. Hier sei auch das Reparatur-Café erwähnt.
- Wenn Du Dich für einen Kauf entscheidest, dann achte auf

hochwertige Qualität und Nachhaltigkeit. Schau dazu auf die Siegel auf den jeweiligen Produkten.

- Wenn es um das Thema Geschenke geht: Bitte darum, dass Dir keine materiellen Dinge geschenkt werden. Verzehrbares, wic selbstgemachte Marmelade oder eingelegte Gurken wären eine Alternative oder eine gemeinsame Unternehmung. Auch Geld, was Du an einen guten Zweck spendest, ist eine Überlegung.
- Werde schuldenfrei bzw. mache keine (weiteren) Schulden.

# Digitaler Minimalismus

Durch digitalen Minimalismus kannst Du eine Menge Zeit sparen, Stress durch Überreizung reduzieren, Zwänge und angewöhnte Verhaltensweisen ablegen und so Deiner Gesundheit Gutes tun.

Den digitalen Minimalismus habe ich in zwei große Teilbereiche gegliedert.

## Digitales Minimalisieren – Außen

Beim ersten Teil des digitalen Minimalisierens kannst Du mit dem Ausrangieren Deiner Dokumente und Unterhaltungsmedien, wie Bilder, Filme und Musik beginnen. Überprüfe in regelmäßigen Abständen deine Sammlung von digitalen Daten und vermeide so völlig überfüllten, ungenutzten Datenbestand.

Gehe dann zur Hardware über. Das heißt, Du kannst Dich fragen, welche Geräte Du wirklich benutzt. Brauchst Du wirklich ein Smartphone, ein Tablet, einen E-Reader, ein Notebook, einen Laptop, einen PC, einen TV, eine Stereoanlage?

Können die Geräte vielleicht miteinander verbunden werden oder sich gar ablösen? Insbesondere die Dauerberieselung von Fernseher oder Radio lenken viel zu sehr vom Leben im Hier und Jetzt ab. Zudem solltest Du überlegen, ob Du wirklich Gegenstände benötigst, die zwingend mit dem Internet verbunden sein müssen, wie zum Beispiel die Hausvernetzung, intelligente Stromzähler und ähnliches. Meist sind die bei der Nutzung anfallenden Daten für die Hersteller und andere übergeordneten Stellen interessant und der Mehrwert für den Nutzer fällt beim genaueren Hinsehen eher gering aus.

Schließlich kannst Du noch einen Blick auf Deine Software werfen. Welche Programme benötigst Du wirklich und welche nehmen unnötigen Platz ein? Vielleicht kann auch hier eine Software die andere ablösen oder mehrere Programme lassen sich in einem zusammenfassen?

Abschließend sei hier erwähnt, dass Du daran denken solltest, dass gerade technische Probleme oftmals die größten Zeitfresser sind. Triff somit die Auswahl an digitalen Hilfsmitteln lieber nach dem ohnehin minimalistischen Motto „Weniger ist mehr.“.

## Digitales Minimalisieren – Innen

Im zweiten Teilbereich des digitalen Minimalisierens geht es darum, dass Du Dein Verhalten in Bezug auf die digitale Mediennutzung hinterfragst und optimierst. In Zeiten des digitalen Zeitalters und damit einhergehend die Möglichkeit der ständigen Ablenkung mittels Smartphone, Laptop, TV und Radio, rund um die Uhr, ist es meiner Meinung nach besonders wichtig, sich bewusst zu werden, mit was und wie man Zeit verbringt. Denn der digitale Überfluss raubt Zeit, lenkt ab und behindert Dich, Dinge zu tun, die im Leben wirklich wichtig sind. Ich rate Dir achtsam und aufmerksam das Leben wahrzunehmen und dabei die digitalen Vorteile zu nutzen, Dich jedoch nicht davon bestimmen lassen.

Zunächst solltest Du Dich beobachten. Checkst Du alle fünf Minuten Dein Smartphone oder Tablet nach neuen Benachrichtigungen oder Mails, dann kannst Du Dich mit ziemlicher Gewissheit zu den Menschen zählen, die eine Art „Sucht nach Informationen“ haben. Nun realisiere, wie diese ständigen Ablenkungen Dir Zeit und auch Nerven stehlen. Du scheinst keine Ruhe mehr zu haben, fühlst Dich gestresst, unzufrieden oder auch überfordert. Vielleicht leidest Du auch unter der ständigen Erreichbarkeit oder zeigst Burnout-Symptome. Werde Dir bewusst, was Dir wirklich wichtig ist (Gesundheit, Familie, Freunde, freie Zeit zum Entspannen/meditieren/usw., ...) und befreie Dich von Deinen individuellen digitalen Zeitfressern.

Dazu kannst Du Dir verschiedene Fragen stellen, die Dir helfen, Klarheit in Deine Mediennutzung zu bekommen und diese zu optimieren. Siehe dazu auch in dem Leitfaden, im hinteren Teil des Buches, nach.

Für Smartphone- und Tablet-Nutzer ist eine schnelle und einfache Option zum digitalen Minimalismus das mobile Internet zu reduzieren und nur dann unterwegs zu nutzen, wenn es wirklich benötigt wird. Auch der Flugzeugmodus sei hier mit erwähnt. Teilweise werden sich die Menschen, mit denen Du Kontakt hast, vielleicht kritisch zu Deinem minimalistischen digitalen Nutzungsverhalten äußern, doch sie werden sich daran gewöhnen oder der Kontakt zu ihnen minimalisiert sich automatisch.

Zuletzt noch ein Hinweis: Entscheidest Du Dich für den bewussten Umgang mit digitalen Medien, wirst Du unter anderem auch Deine Kosten diesbezüglich minimalisieren können. So kannst Du auf teure Anschaffungskosten, sowie den laufenden Ausgaben zum Betrieb vieler verschiedener digitaler Geräte verzichten, Dir Wartungen und Reparaturen sparen und auch langfristige Verträge mit den damit verbundenen Kosten aufheben.

# Zwischenmenschliche Beziehungen minimalisieren!?

Kontakte können manchmal größerer Ballast sein, als materielle Besitztümer. Beim Minimalisieren von zwischenmenschlichen Beziehungen geht es darum, Kontakte, die Dich belasten, loszulassen. Das bedeutet aber nicht, dass Du, sobald ein Konflikt entsteht, diesen Menschen aus Deinem Leben verbannst. Frage Dich, was Dir bestimmte Menschen in Deinem Leben bedeuten und warum sie Dir wichtig sind. Beziehungen zu Menschen (auch zu Deiner/Deinem Partner/in) sind komplex und sensibel und hören auf zu wachsen, wenn Du Dich nicht um ihnen kümmerst. Freundschaften, die Dich inspirieren und eine Partnerschaft, die Dich glücklich macht, brauchen Zeit, Liebe und Aufmerksamkeit. Wertschätze diese Menschen und tu ihnen Gutes, denn sie machen Dein Leben reicher. Das bedeutet unter anderem auch, dass Du bei Konflikten mit ihnen Kompromisse findest (und überhaupt finden willst), tolerant bist, akzeptieren kannst, Verständnis hast für Dinge, die Du nicht verstehst und auch ehrlich zu Dir selbst bist und damit in Verbindung nachgeben und Dich verletzlich zeigen kannst. Hier will ich auch den Aspekt der Sprache anbringen (insbesondere die „Gewaltfreie Kommunikation“ von Marshall B. Rosenberg). Sei ehrlich zu Deinem Gegenüber, äußere Deine Gedanken und Gefühle, gib Feedback mit Bewunderung und auch Ablehnung. Allein dieser Umgang mit Menschen in Deinem Umfeld hat den Effekt, dass sich Dein Personenkreis um Dich herum von selbst minimalisiert, da manche Menschen damit nicht umgehen können und sich entsprechend abwenden. Im Gegensatz dazu ziehst Du automatisch Menschen an, die wirklich zu Dir passen und die positiven Kontakte intensivieren sich, was Dich wiederrum glücklich macht.

# Mein „minimalistisches Ich“

Mein „minimalistisches Ich“? Was soll das sein?

Damit ist gemeint, dass Minimalismus sich in Deiner Haltung, Deiner gesamten Lebenseinstellung in den verschiedensten Lebensbereichen festigt. Häufig entsteht Dein „minimalistisches Ich“ im „Inneren“ bereits durch Deine getätigten minimalistischen Schritte im „Außen“. Vielleicht bist Du Dir auch dessen (noch) nicht bewusst und es wird Dir erst noch richtig klar, was damit gemeint ist.

Im Folgenden einige weitere Wort über Minimalismus im „Inneren“.

Durch ein minimalistisches Leben wird Dir klar, dass Trends, Konsumwahn, die Jagd nach Statussymbole, Prestige, Leistung, Materialismus, selbst auferlegte (Negativ-) Verpflichtungen, oberflächliche zwischenmenschliche Beziehungen, Ablenkung, usw. Dich nicht glücklich machen. Es ist nicht das, was <u>wirklich</u> zählt. Bist Du befreit von verschiedenem Ballast und verzichtest bewusst, wirst Du vielleicht schockiert sein über die Erkenntnis, dass manche Menschen sich allein über

Konsum definieren. Teilweise beruhen ganze Identitäten darauf, was bei einigen bereits im Kindesalter mit der Abgrenzung durch materielle Dinge beginnt. Vielleicht bist Du auch schockiert über Deine eigenen bisherigen Verhaltensweisen und Du fängst an, Dich nicht mehr über Besitz zu definieren, sondern über Deine wirklichen Werte, die Du vertrittst. Denn Du bist viel mehr, wie all die Gegenstände, die Du besitzt und die Leistungen, die Du erbringst. Mach Dich nicht abhängig von Dingen, die Du verlieren kannst und hör außerdem auf mit dem Streben nach Perfektion. Wenn Du ein Mensch mit vielen Interessen bist, dann wechsle lieber zwischen den verschiedenen Freizeitaktivitäten nach Lust und Laune ab und akzeptiere damit, dass Du keine Perfektion erreichen wirst. Das ist auch gar nicht nötig. Genieße Dein Tun, experimentiere mit Freude und sei kreativ.

Frage Dich, was Dich wirklich glücklich macht: Dinge zu kaufen oder selbst Dinge zu erstellen? Materielles oder inspirierende Menschen?

Durch den Fokus auf das Wesentliche im Leben, wie Gesundheit, positive Kontakte, Familie, Freunde, Partnerschaft, Begeisterungen, Freiheit und Unabhängigkeit maximierst Du das, was Dir guttut und Du wirst mehr Lebensfreude und Bedeutung in Deinem Leben verspüren, was wiederrum positiv für Dein „Inneres“ ist.

# Bonus: Hilfen zur Entscheidungsfindung

In den unterschiedlichen Bereichen dieses Buches findest Du immer wieder Fragestellungen, die Dir helfen können bei Deinem Weg zum Minimalismus. Dabei stehen natürlich Entscheidungen an und diese zu treffen kann schwerfallen. In diesem Bonusteil will ich Dir Vorgehensweisen beschreiben, die Du zur Entscheidungsfindung nutzen kannst. Und damit steht dann auch schon direkt die nächste Entscheidung an: Welche Methode zur Entscheidungsfindung ist für Dich die passende?

Eins sollte Dir vorab klar sein: Du wirst auch Entscheidungen treffen, die Du hinterher doch „bereust". Das ist völlig normal, gerade, wenn sich Emotionen und Informationen mischen. Doch bewerte dies nicht als „falsch", denn jede Entscheidung, die Du getroffen hast, war in diesem Entscheidungs-Moment „gut". Strebe auch hier kein Perfektionismus an, das ist unwichtig. Lass Deine Angst vor Entscheidungen los, indem Du den Zwang loslässt, perfekt entscheiden zu müssen. Viel wichtiger ist, überhaupt Entscheidungen zu treffen, sich klar zu positionieren und aus den Konsequenzen der Entscheidung effektiv zu lernen.

## Ja oder Nein.

Eine einfache und klare Regel: Entscheide Dich für ein „Ja“ oder ein „Nein“. „Vielleicht“, „Jein“, „Mal sehen“, usw. gelten als „Nein“.

## Das Bauchgefühl

Das eigene Gefühl ist oftmals ein wichtiger Wegweiser. Doch was, wenn Du durch all den äußeren Umständen gar nicht so richtig weißt, was Dein Gefühl zu einer bestimmten Sache ist? Wenn Du den Kontakt zu ihm verloren hast? Folgende Tipps können Dir helfen, wieder mit Deinem Bauchgefühl in Verbindung zu treten.

- Nimm Dir Zeit für Dich, komplett frei, ohne äußere Einflüsse und Ablenkungen. Schalte alle Geräte ab, entspanne Dich oder geh in die Natur (nicht in einen gut besuchten Park, sondern in die Stille).

- Nimm alles achtsam wahr. Atme bewusst, tief und konzentriert. So bist Du im Hier und Jetzt.
- Nun lass Deine Gedanken los, lass sie einfach „sein", ohne Bewertung, ohne sie ändern oder bestimmen zu wollen. Du kannst Dir das so vorstellen, als ob Du Deine Gedanken beobachtest. Wichtig ist, dass Du nicht alles glaubst, was Du denkst.
- Du kannst auch geführte Entspannungsreisen/Mediationen zur Hilfe nehmen.
- Jetzt gehst Du entspannt und klar an Deine Entscheidung heran und achtest bei erneuter Fragestellung (Bsp.: Kann ich auf dieses Shirt verzichten?) auf Dein Gefühl, was Du in den ersten Sekunden wahrnimmst. Und danach entscheidest Du, ob „Ja." oder „Nein."

## Der Münzwurf

Klingt vielleicht etwas verrückt, doch kann es Dir bei der Entscheidung helfen. Nimm eine Münze und lege fest, was als „Ja" und als „Nein" gilt. Dann wirf sie hoch in die Luft, sei dabei mit Deinem Bauchgefühl in Verbindung (meist ist das automatisch gegeben) und schau, wie die Münze landet.

## Der Weg zurück

Werde Dir bewusst darüber, dass es immer, auch nach einer bereits getroffenen Entscheidung, einen Weg gibt, diese rückgängig zu machen. Beziehungsweise ist keine Entscheidung endgültig. Endgültigkeit ist ein Irrglaube.

## Deine schlimmste Vorstellung

Frage Dich, was das Schlimmste ist, was passieren kann? Nimm Deine Ängste und Sorgen wahr und prüfe ab, ob diese wirklich berechtigt sind. Prüfe auch, wie hoch die Wahrscheinlichkeit ist, dass Deine Horrorvorstellung wirklich eintritt. Die meisten „schlimmen“ Konsequenzen einer Entscheidung sind gar nicht so „schlimm“, wenn Du Dir die Fakten dazu näher betrachtest. Diese Erkenntnis wird Dich befreien.

## Rollentausch

Dadurch, dass der Mensch bei sich selbst manchmal seine Emotionen schwer von den Informationen trennen kann, ist keine Klarheit da. Zur Hilfe bei Entscheidungsfindungen kann der Rollentausch nützlich sein. Stell Dir dazu vor, dass Dein/e beste/r Freund/in statt Dir in Deiner Situation ist und einen Rat von Dir braucht. Schließe die Augen, gehe in Dich und frage Dich, was Du ihr/ihm dazu raten würdest.

## Die Liste

Zunächst trägst Du alle Fakten zusammen, die die Entscheidung betreffen. Allein das kann zur Entscheidung bewegen. Reicht das nicht aus, stellst Du all die Fakten und weitere Argumente, die Dir dazu einfallen in einer Pro & Kontra Liste zusammen. So kannst Du Deine Gedanken ordnen, gewichten und danach entscheiden.

## Fokussierung

Überlege, wo Du in Zukunft hinwillst, was Deine Ziele sind und visualisiere diese mittels Vision Board/Zielcollage. Formuliere Deine Ziele dabei möglichst klar. Nun hänge dir diese Vision so auf, dass Du täglich mehrmals darauf blickst. Durch die klare Zielsetzung, was Du willst und das ständige „vor-Augen-führen", fokussierst Du Dich und kannst Deine Entscheidungen leichter treffen, da Du Deine Optionen verringerst.

## Hilfe im Gespräch

Wenn Du allein nicht weiterkommst, dann sprich mit einer Vertrauensperson über Deine anstehende Entscheidung. Außenstehende Personen haben einen klareren und weniger emotionsgeleitenden Blick auf Deine anstehende Entscheidung. Bitte um ehrliche Meinung. Wichtig ist, dass Du Dir bewusst bist, dass Du, wenn Du um Rat bittest, nicht den Rat annehmen musst. Höre Dir einfach die andere Sichtweise an und verurteile die Person nicht, wenn sie kritische Äußerungen trifft. Sei dankbar um die Ehrlichkeit, denn das bringt Dich voran.

## In Ruhe

Bist Du hin und her gerissen von bereits ausgetesteten, verschiedenen Entscheidungsmethoden ohne für Dich befriedigendem, klaren Ergebnis, dann hilft Dir vielleicht etwas Zeit und Ruhe. Eine Entscheidung will manchmal reifen. Mache eine Pause, gehe anderen Tätigkeiten nach, schlaf eine Nacht darüber und nimm Dir dann die Entscheidungsfrage noch einmal an.

## Keine Entscheidung?

Kannst Du Dich überhaupt nicht entscheiden, obwohl Du schon alle Entscheidungsfindungshilfen probiert hast? Das ist auch in Ordnung. Selbst, wenn Du nach Deinem Bemühen keine Entscheidung treffen kannst, vertraue darauf, dass sich mit der Zeit, manchmal wie von allein, eine Lösung für die Frage einstellen wird.

# Praktische Minimalismus-Tipps im Alltag

Diese praktischen Tipps helfen Dir, Dich von Deinem materiellen Besitz zu befreien und Dein Leben zu vereinfachen.

Zunächst wählst Du eine für Dich geeignete Methode aus dem aus beziehungsweise erstellst Du Dir Dein individuelles System. Dann beginnst Du, Deine Habseligkeiten danach auszusortieren. Nimm Dir dafür genug Zeit und schalte am besten alles ab, was Dich ablenken kann. In Verbindung mit dem Aussortieren und Wiedereinräumen steht auch das Saubermachen. Denn, wenn Du Platz geschaffen und die Dinge sowieso gerade in der Hand hast, kannst Du sie auch direkt putzen. Im Folgenden liste ich Tipps und Vereinfachungen auf, für Dein minimalistisches Leben. Sieh dies als Anregung und passe sie Deinen individuellen Werten an.

1. Klebe einen „Keine Werbung“-Aufkleber an Deinen Briefkasten.
2. Kündige die Abonnements von Zeitungen, die Du nicht regelmäßig liest oder die Dich nicht (mehr) interessieren.
3. Schau Deine Kundenkarten durch und verabschiede Dich von nicht genutzten Mitgliedschaften und Shoppingkarten.
4. Bei Versicherungen kannst Du auch ausmisten. Brauchst Du wirklich alle? Schau Dir die Unterlagen genau durch (besonders das Kleingedruckte) und sortiere aus.
5. Setze Dir selbst eine Challenge, zum Beispiel einen Monat lang, jeden Sonntag 10 Gegenstände aussortieren oder einen Monat lang, einmal in der Woche etwas mit der Familie unternehmen, was kein Geld kostet
6. Stell die Regel auf, dass alle Dinge ihren festen Platz haben. So behältst Du den Überblick.
7. Schau Dir Deine Schuhsammlung an. Wie viele Schuhe hast Du? Ziehst Du all Deine Schuhe regelmäßig an? Sortiere die Schuhe aus, die Du seit einem Jahr nicht mehr getragen hast.

8. Wieviel Besteck, Geschirr und Gläser hast Du? Wie oft hast Du Besuch und wie viele Personen sind dann meist da? Reduziere Dein Besteck, Geschirr und Deine Gläser auf diese Anzahl.
9. Brauchst Du unbedingt für jedes Getränk ein spezielles Glas? Einfache Gläser (wie bspw. ehemals Senf- oder Marmeladengläser) tun auch den Zweck und sind dazu oftmals schick und individuell, da das nicht jeder hat.
10. Leere Schraubverschluss-Gläser lassen sich als Vorratsbehälter nutzen.
11. Statt Alu- und Frischhaltefolie kannst Du Wachstücher oder Butterbrotpapier verwenden.
12. Nutze Küchenhelfer (Kochlöffel, Pfannenwender, Suppenkellen, Nudelsieb, Rührschüssel, Schneidbrett, etc.) aus Edelstahl oder Holz. Diese halten länger und sind auch gesundheitlich unbedenklich. Hier auch wieder die Anzahl reduzieren, je nach dem individuellen Lebensstil.
13. Brauchst Du einen großen Messerblock oder reichen Dir zwei, vielleicht vier

hochwertige Messer und ein Messerschärfer?

14. Reduziere die Anzahl Deiner Töpfe und Pfannen.
15. Minimalisiere Deine elektrischen Küchengeräte auf das Notwendigste. Brauchst Du unbedingt einen Wasserkocher oder kannst Du dazu auch einen einfachen Topf mit Ausgießer nehmen? Trinkst Du wirklich so viel Kaffee, dass Du auf die Kaffeemaschine nicht verzichten kannst? Wie wäre es mit einer manuellen Kaffeemaschine? Nimmst Du den Mixer regelmäßig in Betrieb? Brauchst Du dann noch zusätzlich die Küchenmaschine?
16. Schaff die Mikrowelle ab. Brauchst Du dieses Gerät wirklich? Was bereitest Du darin zu, was Du nicht auch auf dem Herd oder im Backofen machen kannst? Bereitest Du Deine Nahrung achtsam zu, wirst Du mehr Genuss und Freude beim Verzehr haben, die Lebensmittel wertschätzen und Deiner Gesundheit Gutes tun.

17. Eventuell kannst Du sogar auf den Backofen verzichten. Eine Pfanne mit Deckel oder ein Campingbackofen sind Alternativen.
18. Schaffe Ordnung in Deinem Kühlschrank. Räume ihn komplett aus, putze gründlich und gib nur noch die Lebensmittel hinein, die gut sind (Geruchs- und evtl. Geschmacksprobe) und die Du magst. Die Lebensmittel, bei denen das Mindesthaltbarkeitsdatum bald erreicht ist, stellst Du gut sichtbar in den Kühlschrank und benutzt sie beim nächsten Kochen und die Lebensmittel, die ebenfalls noch nicht das MHD erreicht haben, die Du aber nicht mehr willst, kannst Du Deinen Freunden oder Nachbarn anbieten.
19. Kaufe lieber häufiger kleine Mengen ein, außer Du wohnst auf dem Land und die nächste Einkaufsmöglichkeit ist einige Kilometer entfernt. Hast Du die Möglichkeit zum Gärtnern, dann nutze das und stell Deine eigenen Vorräte her.
20. Die Einfachheit im Kochen entdecken. Gesund und lecker muss nicht immer kompliziert sein (Suppen, Aufläufe &

Überbackenes, Salate, etc.). Trinke Leitungswasser. Vorkochen, ein Essensplan, das Einkaufen unter der Woche und nicht am Wochenende helfen, Stress zu vermeiden.

21. Brauchst Du wirklich einen Fernseher? Schaff ihn am besten ab oder leg Dir zumindest einen kleineren zu. Zum einen sind Fernsehgeräte richtige „Platzkiller" und zum anderen lenken sie Dich viel zu sehr ab vom wirklichen Leben. Ist dir Fernsehen wichtig und besitzt Du einen Laptop, kannst Du mittels TV-Stick auch die Filme schauen. Zudem sind im Internet die Sendungen meist über Livestream oder in der Mediathek zu sehen. Und für den „Leinwandeffekt" kannst Du ins Kino gehen.
22. Digitalisiere Deine Unterhaltungsmedien, wie CD's, DVD's und Co.
23. Sind Deine Filme und Musik digital, kannst Du die Stereoanlage ebenfalls aus Deiner Wohnung entfernen. Zum Musik hören kannst Du auch das Smartphone oder den Laptop (evtl. in

Kombination mit Kopfhörer) benutzen. Oder genieße einfach Ruhe. Außer Du bist Musikliebhaber, hörst gern CD's, Kassetten oder Schallplatten, dann behalte natürlich die Stereoanlage.

24. Regelmäßig lesen hält Dich vital und bringt Dich zur Ruhe, doch Bücher sind auch platzeinnehmend. Sortiere Deine Bücher aus. Und dann melde Dich in der nächsten Bücherei an oder tausche Bücher. So wird Dir beim Lesen nicht langweilig werden.
25. Wie viele Kleidungsstücke hast Du? Ziehst Du diese regelmäßig an? Oder hast Du sie teilweise nur im Schrank, weil sie Dir geschenkt wurden, beim schon lang zurückliegenden Kauf gefallen haben oder Du hoffst, irgendwann noch einmal hinein zu passen? Sortiere Deine Kleidungsstücke aus. Achte dabei auf die Grundprinzipien: wenig und nachhaltig. Hier sei unter anderem „Slow Fashion“ (nachhaltiger Gegenentwurf zur allseits vorhandenen „Fast-Fashion“), „Upcyceling“ (aus Alt mach Neu) und das klassische Reparieren erwähnt.

Achte bei Neukäufe auf hochwertige Qualität und faire Herstellung. Zudem gilt: Je weniger Kleidung Du hast, umso weniger Platz brauchst Du dafür und umso schneller hast Du entschieden, was Du anziehst. Auch bestimmte Falt- und auch Rolltechniken helfen, um Platz und die Kleiderbügel zu sparen.

26. Wie viele Bettüberzüge hast Du? Zwei Bettüberzug-Garnituren reichen.
27. Frage Dich, wie viele Handtücher Du wirklich brauchst? Sortiere die restlichen aus.
28. Benötigst Du mehrere Haarkämme und/oder –bürsten oder kannst Du diese reduzieren?
29. Wieviel Hygiene- und Körperpflegeprodukte hast Du? Benutzt Du alles? Brauchst Du alle Seifen? Bedenke, dass viele Kosmetikprodukte gesundheitsschädliche, teils sogar krebserregende Inhaltsstoffe beinhalten. Und leider ist Naturkosmetik auch nicht immer „rein“. Miste ordentlich aus, frage Dich, auf was Du wirklich nicht verzichten kannst und suche nach Alternativen, die Dich

und Deine Gesundheit nicht belasten. Schau auch nach Produkten mit mehreren Verwendungsmöglichkeiten, wie zum Beispiel die 18-in-1-Seife von Dr. Bronner's oder auch natürliche Alternativen (bspw. verschiedene Öle, Natron, etc.).

30. Bei Pflege- und Putzutensilien kann meist auch großzügig ausgemistet werden. Statt Dich auf viele verschiedene „Wundermittel" zu verlassen, kauf Dir lieber einige wenige nachhaltige Produkte und spare so Zeit, Geld und Nerven. Denn oftmals helfen all die chemischen Mittelchen nicht oder nur bedingt. Und zusätzlich schonst Du noch die Umwelt. Als Tipp will ich Dir hier folgende nennen: Natron oder Backpulver, einfacher heller Essig, Soda, Zitronen- oder Ascorbinsäure und Orangenreiniger. Im Internet zum Stichwort „Lifehacks" lassen sich viele Tipps und Videos finden, wie Du mit einfachen Mitteln lebenserleichternde und praktische Dinge umsetzen kannst oder schau auch

in Bücher mit Titeln, ähnlich wie „Großmutters Tipps & Tricks“.

31. Staubsauger – ja oder nein? Alternativ gibt es Schaufel und Besen. Und ein Putzeimer reicht auch völlig aus.
32. Trockner sind Energiefresser und nicht gerade umweltfreundlich. Hast Du die Möglichkeit, Deine Wäsche hängend zu trocknen (oftmals kommen da Räume auf dem Dachboden oder Keller zum Einsatz, doch der Balkon oder das Wohnzimmer tut es auch), dann verzichte auf den Trockner.
33. Auf die Waschmaschine kannst Du, je nach Deinen Lebensumständen, vielleicht sogar auch verzichten. Alternativ dazu gibt es Waschsalons und in Mehrfamilienhäusern oder auch beim Generationswohnen kann eine oder mehrere gemeinschaftlich genutzte Waschmaschine/n sinnvoll sein.
34. Dekoration macht eine Wohnung gemütlich, doch sei Dir auch hier bewusst: Sparsamkeit ist besser, wie Überfüllung. Hänge Deine Lieblingsbilder auf und stell schöne

Pflanzen in die Wohnung. Schaffe Dein gemütliches Ambiente, so, wie Du willst.

35. Bist Du kein begnadeter Hobbyhandwerker, dann reicht eine einfache Werkzeugausstattung mit Hammer, Nägel, Schraubenzieher (mit auswechselbarem Aufsatz für Schlitz- und Kreuzschrauben), Schrauben und Zange aus.
36. Ob Du Dein Auto verkaufst oder nicht, liegt an Deinen ganz individuellen Lebensumständen. Versuch Dir ein Leben ohne Auto vorzustellen. In der Stadt mit etlichen Einkaufsmöglichkeiten, Carsharing-Angebote und den regelmäßig fahrenden öffentlichen Verkehrsmitteln, wie Bus und Bahn ist das sicher einfacher, als auf dem Land. Doch auch da ist es möglich, wenn Du es willst, zum Beispiel mit Hilfe von Fahrrad, Nachbarschaftshilfe und Co. Du kannst auch einen Selbsttest machen, indem Du probierst, einen Monat aufs Auto zu verzichten. Geht es nicht ohne Auto, dann verzichte wenigsten kurze Strecken darauf und laufe oder nimm

das Fahrrad. Halte außerdem Ordnung im Auto, damit sich dort nicht unnötiger Ballast anhäuft.

37. Reise mit halben Gepäck in den Urlaub. Das meiste wird oft sowieso nicht gebraucht. Und probiere doch auch mal Urlaub in Deiner Region oder reise ohne das Auto.

# Leitfaden zum digitalen Minimalisieren

Sei Dir bewusst, dass Belastungen nicht nur von physischer Natur sind und so gelten digitale Belastungen auch als Belastungen. Nutze Deine Zeit mit den digitalen Hilfsmitteln bewusst und nicht, um „mal eben“ im Internet zu stöbern, einen Kurzfilm zu schauen, Kommentare abzugeben oder online zu shoppen. Denn oftmals ist erschreckend, wieviel Zeit diese „Kleinigkeiten“ wirklich fressen. Die folgende Liste und Fragestellungen sollen Dir Anreize bieten und Dir dazu behilflich sein, Deine individuellen digitalen Belastungen zu identifizieren und abzustellen. Wie „radikal“ Du dabei vorgehen willst, bleibt Dir überlassen. Wichtig ist, dass Du alle digitalen Zeitfresser, die für Dich keinen persönlichen Nutzen bringen, aus Deinem Leben entfernst.

1. Sortiere Dokumente, Bilder, Filme und Musik aus, die Du nicht regelmäßig oder nicht gern liest, anschaust oder -hörst. Denke dabei auch an den digitalen Speicher und trau Dich zu löschen (beachte allerdings bei Dokumente die

gesetzlichen Aufbewahrungsfristen). Du kannst bei Bildern die 5er-Regel anwenden: Behalte maximal 5 Fotos pro Erinnerung, alle anderen kommen weg.

2. Ordne Deine digitalen Daten: Richte Dir *einen* Ordner ein für Dokumente, Bilder, usw. Das ist übersichtlich und spart Zeit beim Suchen und auch Aussortieren. Achte dabei auf klare Ordnernamen und vermeide solche Namen, wie „Sonstiges“ oder „Zeug“. Wichtig ist hier auch die Trennung von privat und geschäftlich.
3. Schaffe überflüssige technische Geräte ab und nutze stattdessen ein oder zwei Gerät/e umfangreich. Beziehe dabei auch Haushaltsgeräte mit ein, wie Wasserkocher, die über WLAN funktionieren oder ähnliches.
4. Kaufe keine Geräte (mehr), die zwingend eine Internetverbindung benötigen.
5. Trenne Dich vom TV (inkl. Playstation und Co.) bzw. reduziere den Gebrauch drastisch, beispielsweise auf zweimal wöchentlich jeweils maximal eine Stunde.

6. Lösche alle Programme/Apps, die Du nicht wirklich benötigst.
7. Lies einmal am Tag die Nachrichten bzw. News-Feeds und auch nur das, was Dich wirklich voranbringt/interessiert.
8. Richte Dir zwei Zeitblöcke täglich ein, in denen Du Nachrichten (E-Mails, WhatsApp-Nachrichten, SMS) beantwortest und verfasst, zum Beispiel eine halbe Stunde je am Vormittag und Nachmittag. Verschiebe die Beantwortungen/das Schreiben weiterer Nachrichten auf den nächsten Tag.
9. Schreibe qualitativ hochwertige Nachrichten, statt viele kurze Texte. Überlege Dir dabei auch den Sinn Deiner Nachrichten und vermeide so „leere Kommunikation".
10. Sprich lieber mit den Leuten, statt zu schreiben. Ein Telefonat ist oft schneller getätigt als eine Nachricht verfasst und beugt Missverständnisse, Interpretationen und Konflikte vor.
11. Lösche alle nicht benutzten E-Mail-Adressen.

12. Prüfe nur einmal täglich Deinen E-Mail-Eingang.
13. Melde Dich von Newslettern ab, die du sowieso nicht liest. Behalte nur die, die Du wirklich benötigst oder die Dir Freude bringen/nützlich sind.
14. Richte Dir ein 5-Ordner-System in Deinem E-Mail-Postfach ein: Der Posteingang, „Später-lesen"-Ordner, „Später-bearbeiten"-Ordner, das Archiv und einen „Newsletter"-Ordner. Dann gehst Du wie folgt vor: Bekommst Du eine Mail, die schnell zu bearbeiten ist, tust Du das sofort und löschst diese anschließend. Willst Du die Mail später lesen, verschiebst Du sie in den „Später-lesen"-Ordner. Erfordert die Mail eine Handlung, verschiebst Du sie in den „Später-bearbeiten"-Ordner. In den eingeplanten Zeitblöcken (zum Nachrichtenbearbeiten), gehst Du die Ordner „Später-lesen" und „Später-bearbeiten" Mail für Mail durch. Außerdem kannst Du noch die Regeln einrichten, dass die E-Mails, die älter wie 14 Tage sind, ins Archiv und, dass Newsletter-Mails direkt in den

entsprechend benannten Ordner verschoben werden.

15. Tipp für mehr Achtsamkeit in der Kommunikation: Verzichte auf die Schnellnachricht und schreib einen handschriftlichen Brief mit Papier, Stift, Umschlag und Briefmarke.
16. Melde Dich von Plattformen (auch Foren, Online-Shops, ...) ab, die Du nicht oder nur selten nutzt.
17. Reduziere Deinen Gebrauch von sozialen Netzwerken drastisch. Dabei kann beispielsweise die Regel helfen, dass Du nur noch über den Laptop/PC darauf zugreifst.
18. Lösche Deine nicht genutzten Abonnements.
19. Melde Dich aus Gruppen ab, die Du nicht regelmäßig nutzt.
20. Werde Dir bewusst „Wie“ Du das Internet nutzt. Entscheide dabei zwischen aktive Benutzung (meist verbunden mit einem Mehrwert für Dich und/oder Dein Umfeld) oder passive Berieslung (Zeitfresser).
21. Arbeitest Du mit Internetrecherche, dann plane die Themen der Recherche

im Voraus möglichst genau. So ist das Risiko geringer, dass Du durch das Klicken auf verschiedenen Links auf Themen kommst, die nichts mit der eigentlichen Recherche zu tun haben.

22. Richte Dir Konsumzeiten ein, in denen Du bewusst Zeit verschwendest. Zunächst ist das zwar ungewöhnlich, doch hat das einen sinnvollen Hintergrund: Dir ist die eingeplante Konsumzeit klar und Du wirst Dir vorher überlegen, was Du in dieser Zeit machst. Das hat wiederrum zur Folge, dass Du „hochwertiger" und intensiver konsumierst und mehr Spaß haben wirst, als bei der passiven (Dauer-)Berieselung.
23. Schalte die mobile Datennutzung nur an, wenn Du diese wirklich benötigst. Denke dabei daran, dass Du Begriffe, Bestimmungen, Orte, etc. auch offline nachschlagen oder bei Deinen Mitmenschen erfragen kannst. Hör auch auf, Dich an Deinen Leistungen zu messen, sondern genieße und hab Spaß und Freude am Tun.

24. Nutze die Einstellung „Nicht-Stören-Modus“ bei technischen Geräten. Gerade abends oder auch in Zeiten, bei denen Deine 100%ige Konzentration gefordert ist.
25. Schalte Deine technischen Geräte ab, wenn Du diese nicht brauchst oder nutze mindestens bei Smartphone und Tablet den Flugzeugmodus.
26. Medien sollten beim Schlafen möglichst komplett entfernt werden, denn oftmals ist der Schlaf nicht so erholsam, wie medienfrei. Falls Du nicht auf Fernseher oder Smartphone verzichten kannst, dann knüpfe den Fernseher an eine einfache Zeitschaltuhr (damit dieser nicht läuft, während du schläfst) und das Handy schaltest Du auf den „Flugzeugmodus“ oder aktivierst mindestens die „Nicht-Stören“-Funktion.
27. Statt das Handy zum Wecken zu nehmen, nutze einen einfachen Wecker.
28. Richte Dir regelmäßige Offline-Zeiten ein, beispielsweise von abends 20 Uhr bis morgens 7 Uhr oder täglich 1h am

Morgen oder Abend oder auch einen gesamten Tag in der Woche.

29. Bei anfänglichem Burnout-Symptomen und auch zur schnellen Stressreduktion: Schalte das Smartphone für mindestens ein Wochenende, besser für eine gesamte Woche komplett ab und werde Dir bewusst, was Dir wirklich wichtig ist.
30. Nutze die Offline-Zeiten für mehr Achtsamkeit in Deinem Leben, Meditiere und halte Dich (mehr) in der Natur auf. Übrigens ist der Samstag-Vormittag ideal für Wanderungen, denn die meisten Leute sind da zu Hause, auf der Straße unterwegs oder gehen einkaufen.
31. Für Mutige: Lebe mindestens einen Tag komplett ohne Energie und Elektrizität.

Fragen, die Du bei diesem Thema an Dich stellen kannst:

1. Welche Dokumente sind wirklich wichtig?
2. Welche Fotos schaust Du wirklich regelmäßig an und wie fühlst Du Dich dabei?

3. Welche Filme schaust Du regelmäßig an?
4. Welche Musik hörst Du wirklich gern?
5. Sind all Deine digitalen Daten klar geordnet?
6. Welches Gerät brauchst Du wirklich? (Smartphone, Tablet, E-Reader, Notebook, Laptop, PC, TV, Stereoanlage, ...), Welche Geräte lassen sich miteinander verknüpfen oder können sich ablösen? Auf welches Gerät kannst Du verzichten? Brauchst Du wirklich immer die aktuellsten Modelle?
7. Welche Programme/Apps benötigst Du wirklich? Lassen sich mehrere Programme in einer Software zusammenfassen?
8. Wie oft schreibst Du Nachrichten (E-Mails, WhatsApp-Nachrichten, SMS)? Beantwortest Du eingehende Nachrichten immer sofort?
9. Wie schreibst Du Nachrichten? Kurze, schnelle Texte und vielleicht auch teils unsinnig?
10. Wie oft checkst Du Nachrichten und News-Feeds?

11. Wie oft checkst Du Deine E-Mails am Tag?
12. Welche Newsletter interessieren Dich wirklich?
13. Welche Plattform nutzt Du wirklich, was bringt Dich voran? Denke dabei auch an Accounts für Foren, Online-Shops, usw.
14. Welche Abonnements nutzt Du wirklich und geben sie Dir einen Mehrwert?
15. In wieviel Gruppen bist Du? Bringen Dich diese Gruppen weiter?
16. Wie nutzt Du das Internet? Fühlst Du Dich vom Internet bestimmt? Was bringt Dir die Handlung, die Du im Internet tätigst? Dient es Deiner persönlichen Weiterentwicklung?
17. Wie oft gehst Du ohne Smartphone aus? Brauchst Du das Smartphone unbedingt zum Einkauf?
18. Musst Du unbedingt Deine Bewegungen, etc. aufzeichnen?
19. Wie oft schlägst Du online Definitionen, Bedeutungen, etc. nach?
20. Wann kannst Du aufs mobile Internet verzichten?

21. Musst Du das Smartphone auch in der Nacht online haben und so immer auf Abruf sein?
22. Wann ist Dein Smartphone aus (Offline-Zeit)?
23. Was tust Du in Deiner Offline-Zeit?
24. Wie bewusst nimmst Du Dich, Deinen Körper, Deine Gedanken, Handlungen und Deine Umgebung wahr?

# Gedanken zum Minimalisieren von zwischenmenschlichen Beziehungen

In diesem Abschnitt will ich auf zwei Punkte eingehen: Erstens will ich Dir helfen die Fragen zu klären, wie Du für Dich negative Kontakte erkennst und diese minimalisierst und zweitens gebe ich Dir noch ein paar Gedankenanstöße zum Minimalismus in der Partnerschaft.

## Wie erkenne ich für mich negative Kontakte und minimalisiere diese?

Nimm Dir etwas Zeit und denke an eine Person aus Deinem Umfeld. Stell Dir vor, dass Du diesen Menschen bald triffst. Fühl nun in Dich hinein und bemerke, was Du bei den Gedanken daran verspürst. Erfreust Du Dich und bist fröhlich über ein baldiges Wiedersehen, kannst Du Dir sicher sein: Genau solche Beziehungen (ein paar wenige, wirklich gute) brauchst Du, um langfristig glücklich zu sein und auch in schweren Lebenssituationen

Halt zu haben. Zieht sich Dein Magen allerdings zusammen und verspürst Du negative Gefühle, dann kannst Du auf diesen Kontakt verzichten. Wie Du das angehst, bleibt Dir überlassen. Meist verändert sich mit dem Lebensstil automatisch der Freundeskreis. Menschen kommen und gehen im Leben und teilt man nicht die gemeinsamen Interessen und pflegt die Beziehung, dann geht der Kontakt verloren, schläft ein bzw. lebt es sich auseinander. Das fühlt sich nicht unbedingt unangenehm an. Oder Du beendest „offiziell" die Beziehung. Gerade bei Social-Media-Kontakten ist das üblich, doch auch offline ist das möglich. Es kann natürlich auch sein, dass Dir lieb gewonnene Menschen weiterziehen und sich nicht mehr bei Dir melden. Hier kannst Du nun überlegen, ob Du die Zeit für ein Wiederaufleben der Beziehung investieren willst oder ob Du die Situation so annimmst.

## Minimalismus in der Partnerschaft

Was tun, wenn ein Part in der Beziehung den minimalistischen Lebensstil verfolgt und der andere (noch) nicht? Grundsätzlich gilt es, den/die Partner/in so anzunehmen, wie er/sie ist und ihn/sie zu unterstützen, wo und wie es geht, doch das fällt nicht immer leicht. Vor allem, wenn verschiedene Lebenseinstellungen aufeinandertreffen. Lass mich Dir nun ein paar Ratschläge geben, wie das gemeinsame Leben auch mit unterschiedlichen Lebensweisen funktioniert:

Dir sollte klar sein, dass Du Deine/m Partner/in nicht zum minimalistischen Leben zwingen kannst (und das auch nicht versuchen solltest). Du kannst Dein Gegenüber – dabei ist es egal, ob Dein/e Partner/in, Deine Kinder, Freunde, Kollegen – inspirieren durch Dein Vorleben. Die Entscheidung über die eigene Lebensweise trifft allerdings jeder selbst und das gilt es zu tolerieren.

Weiterhin hast Du auch kein Recht, ihre/seine Habseligkeiten zu entfernen, ohne ihre/seine Zustimmung, auch, wenn Dich diese stören. Trotz eures gemeinsamen Lebens seid ihr unterschiedliche Personen. Jeder Mensch hat eigene Werte und so ist es möglich, dass Dinge Deinem Partner wichtig sind, die Du als störend empfinden würdest, wären sie in Deinem Leben. Hier kann die einfache Regel „dein Kram gehört dir, mein Kram gehört mir“ weiterhelfen oder das Einrichten separater Bereiche, sodass Du die Dinge, die Dich stören, nicht sehen musst oder Du Deine eigene „Minimalismus-Oase“ hast. Beispielsweise hat jede/r ein eigenes/eigene Fach/Fächer im Kleiderschrank und im Bad oder direkt getrennte Schränke, das Teilen des Schreibtisches (links Part A, rechts Part B), kocht Part A gern, dann ist die Küche das Reich von A, B bastelt gern, dann wäre vielleicht ein Bastelzimmer angebracht, eine Leseecke, ein Entspannungsraum, usw. Jede/r sollte die Möglichkeit haben, ihre/seine Individualität auszuleben und zwar so, dass auch die/der Andere diese Möglichkeit hat. Seit einfallsreich und es lassen sich gewiss Lösungen finden.

Vergiss außerdem nicht, wie wichtig die respektvolle Kommunikation ist (Anmerkung: „Gewaltfreie Kommunikation“ von Marshall B. Rosenberg). Wie bereits geschrieben, solltest Du Dich nicht über Deine/n Partner/in hinwegsetzen, doch Du kannst hin und wieder freundlich und respektvoll Anstöße geben und Fragen stellen, wie beispielsweise „Ich habe beim Zusammenräumen diese alten Bücher von Dir gefunden. Willst Du diese behalten oder ist es okay für Dich, die wegzugeben?“. Du kannst auch erklären, warum

Du Dich von Sachen gestört fühlst, doch achte darauf, wie Du sprichst.

Als weiteren Ratschlag will ich erwähnen, dass Du, bevor Du zu Deiner/m Partner/in blickst, bei Dir selbst ins Leben schauen solltest. Nimm Dir bewusst Zeit für Dich, zum Zurückziehen, Innehalten, Entspannen, Meditieren. Fokussiere Dich auf Dich und erkenne Dein Potenzial. So kannst Du vielleicht über den Ballast, den Du bei Deiner/m Partner/in siehst, hinwegblicken und fühlst Dich weniger gestört davon.

Zum Schluss noch ein letzter Gedanke: Die Handlungen von Dir und Deiner/m Partner/in sind entscheidend. Wie schon in vorherigen Kapiteln des Buches geschrieben, ist es wichtig, sich um Beziehungen zu kümmern, damit sie weiterwachsen können. Diese Wertschätzung, Liebe drückt sich nicht über Geschenke aus. Selbstverständlich erfreuen sich Menschen an bspw. Blumen, doch Liebe zeigt sich nicht im Materiellen. Liebend zu handeln präsentiert sich unter anderem in der Art, wie zugehört und miteinander gesprochen wird, sich bewusst Zeit zu nehmen für die/den Partner/in, Nähe zu genießen, gemeinsam nach Lösungen für Probleme zu suchen, sich aufeinander verlassen können, gemeinsam Aktivitäten nachgehen, gegenseitigen Freiraum schaffen, sich für die Interessen der/des anderen zu interessieren und Geduld, sowie Verständnis zu zeigen, wenn die/der Partner/in ihre/seine Marotten zeigt. Lieben und liebend handeln ergeben gemeinsam ein starkes Fundament, was die Partnerschaft in guten, wie in schlechten Zeiten trägt – egal, ob Minimalist/in oder nicht.

# Schlusswort

Mit diesem Buch hast Du einen umfangreichen Ratgeber über das minimalistische Leben mit vielen Tipps, Tricks und praktischen Hilfen. All das wird Dich dabei unterstützen, Minimalismus in Dein Leben zu integrieren. Wie und in welcher Weise, das entscheidest Du. Macht Dir der minimalistische Lebensstil Spaß und tut Dir gut, wirst Du diesen mit der Zeit mehr und mehr verinnerlichen und eine Art „Routine" stellt sich ein. Es wird Dir immer leichter fallen, Dich von Sachen und belastenden Beziehungen zu lösen, Dein Konsumverhalten regelmäßig zu hinterfragen und Deine Gewohnheiten entsprechend anzupassen.

Wichtig ist, dass Du beachtest, nicht in Dogmatismus zu verfallen. Das führt oft zur Vereinsamung, denn niemand mag besserwisserische, rechthaberische Menschen. Inspiriere lieber Andere mit Deinem minimalistischen Lebensstil, Deinem freieren Leben ohne unnötigen Ballast. Und denke daran: Es gibt nur eine Regel, nämlich, dass Dein Besitz Dir von Nutzen ist bzw. Dich glücklich macht.

Noch eine, für mich sehr wichtige, Bitte am Schluss: Wenn Dir das Buch gefallen hat, dann gib mir doch bitte eine positive Buchbewertung. Das ist für mich unglaublich motivierendes Feedback und hilft auch anderen Menschen weiter.

Vielen Dank, dass Du mein Buch gekauft hast! Ich bin der Überzeugung, dass es Dich weiterbringt. Sicher findest Du die ein oder andere Anregung, über die Du nachdenken oder welche Du direkt ausprobieren und auch in Dein Leben übernehmen kannst.

Ein weiterer Dank geht an meinem Mann und unseren Kindern. Ohne ihnen wäre dieses Buch wohl nicht entstanden. Sie haben mir die Kraft und Zeit gegeben für dieses Buchprojekt, mich motiviert und auch inspiriert.

Autorin – Julia Schmiedel

Julia Schmiedel ist verheiratet, Mutter, Texterin, Autorin, Projektleiterin, Eltern- bzw. Mamacoach und Gründerin von www.natur-familie.com.

Am liebsten schreibt Julia über Baby- und Kinderthemen, weshalb das erste Buchprojekt eben diese Themen aufgreifen sollte, zunächst jedoch pausiert wurde. Über Umwege ist nun das Minimalismus-Buch entstanden, woran sie mit ebenso großer Hingabe und Enthusiasmus geschrieben hat. Ihre nächsten Projekte sind bereits in Planung.

Mit ihrem Mann und ihren gemeinsamen Kindern war sie 2017 in Südamerika und Spanien minimalistisch reisend. Wieder in Deutschland, lebt die Familie in Abwechslung zwischen Wohnmobil und fester Wohnbasis.

# Haftungssausschluss

Die Inhalte dieses Buches wurden anhand von anerkannten Quellen recherchiert und geprüft. Der Autor übernimmt dennoch keinerlei Gewähr für die Aktualität, Richtigkeit und Vollständigkeit der bereitgestellten Informationen. Haftungsansprüche gegen den Autor, welche sich auf Schäden gesundheitlicher, materieller oder ideeller Art beziehen, die durch die Nutzung oder Nichtnutzung der dargebotenen Informationen bzw. Durch die Nutzung fehlerhafter und unvollständiger Informationen verursacht wurden, sind gundsätzlich ausgeschlossen, sofern seitens des Autors kein nachweislich vorsätzliches oder grob fahrlässiges Verschulden vorliegt. Dieses Buch ist kein Ersatz für professionelle Beratung und Betreuung.

Dieses Buch verweist auf Inhalte Dritter. Der Autor erklärt hiermit ausdrücklich, dass zum Zeitpunkt der Linksetzung keine illegalen Inhalte auf den verlinkten Seiten erkennbar war. Auf die verlinkten Inhalte hat der Autor keinen Einfluss. Deshalb distanziert der Autor sich hiermit ausdrücklich von allen Inhalten aller verlinkten Seiten, die nach der Linksetzung verändert wurden. Für illegale, fehlerhafte oder unvollständige Inhalte und insbesondere für Schäden, die aus der Nutzung oder Nichtnutzung solcherart dargebotener Informationen entstehen, haftet allein der Anbieter der Seite, auf welche verwiesen wurde, nicht aber der Autor dieses Buches.

1..Auflage
 Kontakt: Christian Schmiedel Griebelstraße 1/ 98630 Römhild
Covergestaltung: Lauria
Coverfoto: depositphotos.com

33342711R00063

Printed in Poland
by Amazon Fulfillment
Poland Sp. z o.o., Wrocław